JN023232

健康寿命／ヘルスリテラシー
生活習慣病／メタボリックシン
食育／健康日本21（第2次）

新型コロナ

臓器移植／健康増進法／自己
医薬品・医療機器等安全性情
感染症法／性感染症／薬剤

健康教育ナビゲーター

著 **渡邉正樹**

統合失調症／糖質制限／生殖医療
セクシュアル・ハラスメント／食品安全委
ソーシャルキャピタル／ストレス／介護保
バリアフリー／認知症

ゲーター

三訂版

ロコモティブシンドローム／サルコペニア
児童虐待／セカンドオピニオン／意思決定
医薬分業／インフォームドコンセント／食中毒
遺伝子組換え食品／ゲノム医療 **SDGs**
エシカル消費／ゲノム編集食品
インフォデミック／かかりつけ医／規範意識／LGBT
食品添加物／ドメスティック・バイオレンス／アレルギー
健康格差 ／サプリメント／社会的影響／
／がんとその対策／行動経済学
新興感染症／再興感染症／クリティカル・シンキング

大修館書店

三訂版　まえがき

　本書は2002年発刊の『健康教育ナビゲーター　知っておきたいキーワード210』,2008年発刊の『新版健康教育ナビゲーター』に続く『健康教育ナビゲーター三訂版』である。三訂版は,初版,新版同様に健康教育を進める上で必要と思われる最新のキーワードを取り上げ,次のような意図のもとで構成・執筆している。

　本書は,一人ひとりが健康に関心をもち,自ら情報を求め,正しく理解・判断し,そして,それがよりよい行動や社会づくりへとつながっていくための手助けとなることを目的としている。
　健康教育に関する重要な概念や用語は,次々と登場しているが,その中には理解が困難であったり,事実がすべて解明されていなかったりというものもある。本書では,トピックスそのものの理解を助けるだけではなく,健康教育者を含む読者の皆さんが,それぞれのトピックスを自らの生活と結びつけてとらえられるように,そして問題のどこに着眼すればよいのか,どのような内容に重点を置いて指導していけばよいのかというヒントが得られるように,心がけて記述している。したがって,図表も読者の理解を助けるだけではなく,教材の一部として使用できるものを選んでいる。

　本書は4部構成になっている。健康問題とその対策を取り上げた第Ⅰ部〜第Ⅲ部と,健康教育を実施する上での基礎的な概念・理論を取り上げた第Ⅳ部である。
　第Ⅰ部では,健康の概念や施策に関する新しいとらえ方を中心に,生活習慣や感染症などにかかわる新しい用語を取り上げている。
　第Ⅱ部では,誕生から老いまでというライフステージに沿った健康問題と新しい保健医療サービスについて紹介している。
　第Ⅲ部では,環境や食品の問題,およびそれらの対策に関する重要

なトピックスを取り上げた。

　第Ⅳ部は，健康教育を実践する上で重要と思われる理論や概念を取り上げた。保健教育を含む学校健康教育はもちろん，地域や職場の健康教育にも役立つ理論・概念を取り上げたつもりである。したがって，地域保健等にかかわっている方たちにもぜひ読んでいただきたい。

　三訂版では，初版，新版で取り上げた用語を全体的に見直し，その後の社会動向を踏まえて加筆・修正するとともに，重要と思われる最新の用語を取り上げた。2020年初頭から世界中を震撼させた「新型コロナウイルス感染症(COVID-19)」はもちろん，WHOが疾病として認定した「ゲーム障害」，最新の先端医療である「ゲノム医療」，近年の健康づくりの基盤となっている「SDGs」，COVID-19とともに新たな問題として登場した「インフォデミック」などが該当する。

　なお各項目の解説の最後には，より深い学習や情報収集に役立つように，インターネットのURLや書籍名等をあげた。URLについては，個人によって開設されたホームページは避け，できる限り省庁や学術団体・法人等のものを取り上げた(URLの存在は筆者が執筆の時点で確認したが，その後の状況は各自でご確認いただきたい)。

　ところで前の新版では健康に関わる映画の紹介を紹介していたが，今回の三訂版においても，新しい映画を追加した。たとえば「統合失調症」に関連して「路上のソリスト」を，「新興感染症・再興感染症」に関連して「コンテイジョン」を，「LGBT」に関連して「リリーのすべて」を取り上げている。前の版でも取り上げていた映画も含めて，すべて著者自身のお勧めの映画であるが，中には高校や大学で教材として使える映画もあるので，健康教育者の方にぜひご覧になっていただきたい。

　今回，新しい用語の選定と解説については三好知美さん（東京大学医学部附属病院）にご助言をいただいた。また三訂版を執筆するにあたって，大修館書店の中村あゆみさんには資料収集や編集の労をとっていただいた。中村さんには，映画の選定にもご協力いただいた。三好さんと中村さんに感謝の意を表したい。

　私は健康教育を考える場合，しばしば「船」をイメージする。健康教育における「知識」とは，船の舵にあたる。「態度」は船の動力だ。そして動き出した船は，健康教育の目標に向かって「行動」する。「知識」だけでは船は動かない。「態度」だけではどこへ進んでよいかわからない。「行動」はもちろん，「知識」と「態度」が連動して成り立つ。本書の第Ⅰ部〜Ⅲ部は航路を決めるための海図といっていい。そして，第Ⅳ部はどのような動力を用いるかという，いわば船の設計図にあたる。

　どのような船をつくり，どこへ航海するかは，船長である皆さん次第である。

　では無事の航海を願って。Bon voyage ！

2021年3月　渡邉正樹

健康教育ナビゲーター 三訂版　目次

◆「障がい」表記について
　「障がい」という語は,かつて「障碍(障礙)」と表記されていたが,「碍(がい)」は当用漢字ではないため「障害」と表記され,こんにちでは「障がい」と表記する傾向がみられる。本書においても,「障がい」と表記している。なお,法律や条例および,それらが規定する施設名等,公的表記に類するものについては,各々の定めるところに従っている。また,著作物・体験談等の引用文・掲載文においても原文の表記のままとしている。

I.

新しい健康問題を
理解するために

ほんの数年の間に新しい健康問題が
次々と登場してきた。ゲーム依存・
ゲーム障害，新型コロナウィルス感
染症，糖質制限・・・これらの用語
は 10 年前ならほとんど知られてい
なかったか，あるいは存在していな
かった用語である。

健康問題だけではなく，健康そのも
のの概念や健康施策も大きく変貌し
た。今や，単に長生きすることや病
気の有無だけで，健康を語ることは
困難となっている。

【………健康教育的映画ガイド………】
左足でつかんだ幸福

『マイ・レフトフット』（1989年　アイルランド）

人の幸福の条件とは何だろうか。健康な体？生活に困らないお金？家族の存在？もちろん，これらは人の幸福を支える重要な条件であることには間違いないが，左足1本しか自由に使えないハンディを乗り越えて夢をかなえた人がいた。それがこの映画の主人公クリスティ・ブラウン（ダニエル・デイ・ルイス）である。クリスティ・ブラウンは実在のアイルランド人画家・作家である。彼は生まれながらの重度の障害のために，幼い頃は会話がほとんどできず，自由に動かすことができるのは左足のみだった。そのようなハンディをもつ彼が，どのように道を切り開いていったのかをたどったのが，この映画である。

　貧しい大家族の中で育ったクリスティに直情型の父親は正面から向きあおうとはせず，世話をしてくれる兄弟たちもクリスティを理解しようとはしなかった。クリスティは自分の考えや気持ちを家族に伝えようとするが，その術をもたない。周囲の人たちの中で，クリスティを本当に理解し，常に彼を支えたのが母親（ブレンダ・フリッカー）であった。彼女は，時には「一生そばにはいられないのよ」と突き放すこともあったが，クリスティの幸福を願う気持ちには一点の曇りもなかった。そんな母親の気持ちを受け，クリスティが左足1本で最初に書いた言葉が「Mother」だった。

　左足で文を書き，絵を描くことを身につけたクリスティの世界は一気に広がっていく。左足だけでサッカーをしたり，兄弟と一緒に石炭を盗んだり。思春期には女性に恋心を抱くこともあったが，それがかなわないクリスティ。

　そして，クリスティに大きな転機がやってくる。アイリーン・コール医師（フィオナ・ショウ）との出会いである。アイリーンはクリスティにさまざまな訓練を施す。最初は抵抗していたクリスティだが，やがて積極的に訓練を行い，会話力にも大きな改善があらわれた。そのようなクリスティに周囲は驚くが，母親は一抹の不安を抱く。クリスティが見せるようになった「希望」に対して。

　この映画はクリスティ・ブラウンの自伝が原作となっている。だから第三者が美化することなく，ありのままの彼を表現することができたのだろう。スクリーンの中の彼は，時として周囲が嫌がることを平気でする。ジョークもいえば，嫌味も

いう。酒を飲みすぎて注意を受けることもある。果てには酒場でけんかもする。アイリーンに愛を告白するがかなわず，左足にかみそりを持ち，自殺を図ろうとするクリスティ。このとき，「希望」は「絶望」に変わったかと思えた。

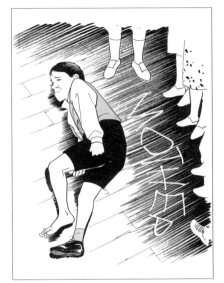

作家として名声を得たクリスティは大富豪が開く慈善公演に招かれ，多くの人の拍手の中にいた。しかし，クリスティの本当の望みは，そばに一人の女性が居てくれることだった。やがて，彼は自分の世話をしてくれたメアリー・カーと結婚する。

クリスティは障がいを完全に克服したわけではない。しかし，障がいに絶望したわけでもない。彼には支えてくれる母親やアイリーンらがいたが，彼女たちを困らせるくらいの誇りと自信，そして強い意志があったことは間違いない。そして，その意志を支えていた左足で自分の幸福を掴み取っていくのである。

たまたま彼の場合は左足だったわけだが，人はそれぞれ幸福を得る手段が異なる。たとえ手段が何であれ，自分だけではなく周囲の人々の幸福を願い，それを実現する強い意志をもつことが幸福を実現する力となるのであろう。

クリスティ・ブラウンを演じたダニエル・デイ・ルイスは，その圧倒的な演技で1989年のアカデミー主演男優賞に輝いた。彼は，2007年の『ゼア・ウィル・ビー・ブラッド』と2012年の『リンカーン』でも，アカデミー主演男優賞を受賞している！なお本作で母親を演じたブレンダ・フリッカーもアカデミー助演女優賞を受賞している。アイルランド出身のジム・シェリダン監督は，『イン・アメリカ　三つの小さな願いごと』（2002年）でもニューヨークにやって来たアイルランド移民を主人公としている。実はシェリダン監督自身がアイルランドからニューヨークへ渡り，苦労して映画を学んだ経験があるという。また，ベルリン国際映画祭金熊賞を受賞した『父の祈りを』（1993年）には，ダニエル・デイ・ルイスも出演している。

『マイ・レフトフット』　■原題: My left foot　■監督: ジム・シェリダン　■原作: クリスティ・ブラウン　■主な出演者: ダニエル・デイ・ルイス，ブレンダ・フリッカー，フィオナ・ショウ

クオリティ・オブ・ライフ（QOL）
quality of life

....

［関連用語］：ADL／健康寿命／ヘルスプロモーション／オタワ憲章

■健康が支える QOL

　クオリティ・オブ・ライフ（以下，QOL）あるいはその日本語訳として使われる「生活の質」という言葉は，保健・医療・福祉のあらゆる領域でキーワードとして用いられている。QOL の概念を一言で述べることは難しいが，生活の中の満足感や充実感，あるいは幸福感をあらわす言葉として用いられることが多い。QOL を家族の幸福に求める人もいれば，仕事の充実感に求める人もいるだろう。もちろん後述するように，自身の健康状態によっても大きく左右される。さらにQOL は，その人が所属する社会によっても異なってくる。その人の状態や能力，そして環境をすべて考慮した上で，QOL をとらえる必要があるのだ。

　健康とのかかわりで QOL を考えてみよう。WHO（世界保健機関）は，QOLを「個人が生活する文化，価値システムの中で，自分の目標，期待，基準および関心に関連して，自分自身が生活の中で置かれている状況に対する認識」と定義している（WHO の Health Promotion Glossary より）。このように QOL は大変主観的な概念であり，同じような状況に置かれていても，一人ひとり異なるのは決して不思議ではない。

　WHO では，個人の QOL を測定する調査票を開発している。その調査票では，次の6つの下位領域を示している。すなわち，①身体領域（活力や疲労など），②心理領域（前向きな感情など），③自立レベル（移動能力など），④社会的関係（社会的サポートなど），⑤環境（医療機関の利用しやすさなど），⑥個人の信念や精神性（人生の意味など）である。QOL は健康と同義ではないが，健康と非常に関係が深いことがわかる。

　たとえばその中で，③の自立レベルを取り上げてみよう。高齢者の生活では，ADL（アクティビティ・オブ・デイリーリビング，日常生活動作）が一つの自立評価の基準となる。具体的には，起居動作，衣服の着替え，食事，排泄などの身の回りの動作と，歩行のような移動動作である。寝たきりの状態であれば，当然 ADLは低下する。ADL が低下すれば，仕事や趣味の範囲は狭められ，QOL の低下へとつながっていくことになる。ADL を高めておくには，若いうちからの生活習

慣病予防がもっとも重要だが, 万が一けがや病気で障がいが生じた場合には, リハビリテーションによって ADL の回復を図る。このように健康と QOL の間には, 非常に密接な関係がある。

　なお WHO の QOL を測定する調査票には, 完全版(WHOQOL-100)と簡略版(WHOQOL-BREF)がある。後者は①身体領域, ②心理領域, ③社会的関係, ④環境の4つの領域で, 26の項目によって構成されている。この調査票は各国で使用されており, 日本語版(WHO QOL26)も存在する。

■ QOL と新しい健康観

　高齢者に限らず, 医療では単に病気を治すことだけではなく, 患者のその後の生活も考慮することが重要である。けがや疾病後の障がいや慢性疾患治療の予後などでは, 身体機能の回復のみならず, 人生の満足感や充実感の向上・維持を図ることが求められる。場合によっては, 本人に苦痛をもたらす治療やリハビリテーションを回避することも考えられる。単純に延命を図ることを第一とするよりは, 充実した生活を過ごして死を迎えることを良しとする場合もあるだろう。長生きすることが, そのまま QOL の向上につながるとは限らない。

　このように QOL が医療はもちろん, 保健や福祉の領域でも重視されるようになると, 健康観そのものも変化する。その一つの例が「健康寿命(p.6)」という指標の登場である。この指標には, 寝たきりで長生きするのは健康ではないというとらえ方が反映されている。

　また, 第1回ヘルスプロモーション国際会議におけるオタワ憲章(p.10)では, 健康は生活の目的ではなく生活の資源(resource)であることが述べられ, 健康の前提条件として, 平和や安定した経済状態があげられている。これはヘルスプロモーションを踏まえた健康観だが, 健康そのものが QOL を包含するようになってきたのである。

　もはや, QOL ぬきでは健康を語ることはできない。

【文献】
1)　田崎美弥子ほか「WHO の QOL」『診断と治療』83(12), 2183-2197, 1995
2)　Division of Mental Health and Prevention of Substance Abuse, WHO: Measuring Quality of Life, 1997
3)　田崎美弥子・中根允文「WHO QOL26　手引改訂版」金子書房, 2008

健康寿命
healthy life expectancy

[関連用語]：平均寿命／クオリティ・オブ・ライフ／健康日本21（第2次）

■新しい健康指標"健康寿命"

　日本人の**平均寿命**（0歳平均余命）は20世紀を通じて大きくのび，日本は世界最高の長寿国となった。しかし高齢化が進むにつれて，加齢にともなうさまざまな障がいや疾病の増加も問題となってきた。そこで，ただ単に長く生きることをめざすのではなく，**クオリティ・オブ・ライフ**（p.4）を考慮した指標の必要性が指摘されるようになった。人々が「より健康で長生きする」期間，すなわち平均的にどのくらいの期間，病気や他人の介助などがなく生存できるかという指標のことで，この指標は**健康寿命**（Healthy Life Expectancy）と呼ばれる。**健康日本21（第2次）**（p.24）では，健康寿命の延伸を実現することを基本的方針としており，健康上の問題で日常生活が制限されることなく生活できる期間ととらえている。

　健康寿命に注目することの理由は，平均寿命と健康寿命の差を短縮することができれば，個人の QOL の低下を防ぐことで，よりよい生活が確保できることももちろんのこと，社会全体としては社会保障負担の軽減も期待できるためである。**図1**は平均寿命と健康寿命の差を示したものであるが，この差が不健康な

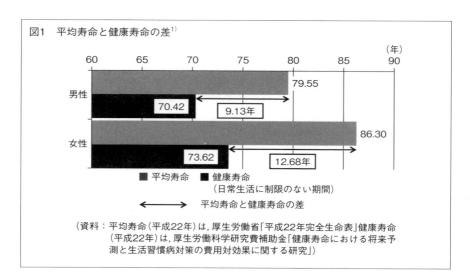

図1　平均寿命と健康寿命の差[1]

- ■ 平均寿命　■ 健康寿命（日常生活に制限のない期間）
- ←→ 平均寿命と健康寿命の差

（資料：平均寿命（平成22年）は，厚生労働省「平成22年完全生命表」健康寿命（平成22年）は，厚生労働科学研究費補助金「健康寿命における将来予測と生活習慣病対策の費用対効果に関する研究」）

期間をあらわしており, これを短縮することが重要なのである。

ところで健康寿命はどのように算出できるのであろうか。健康寿命の算出方法としてはさまざまな方法が考えられるが, 健康日本21(第2次)では, 「日常生活に制限のない期間の平均」と「自分が健康であると自覚している期間の平均」を補完的に用いることで, 健康寿命を評価することを提案している。

「日常生活に制限のない期間の平均」は, 国民生活基礎調査と生命表を基礎情報として算定する。国民生活基礎調査に含まれる「あなたは現在, 健康上の問題で日常生活に何か影響がありますか」に対して「ない」の回答を日常生活に制限なしとしてデータとして用いている。「自分が健康であると自覚している期間」については, 同じく国民生活基礎調査の「あなたの現在の健康状態はいかがですか」という質問に対する「よい」「まあよい」または「ふつう」の回答を自分で健康であると自覚しているとして用いている。

■ WHO が示した健康寿命

WHOも平均寿命から重傷や重病の期間を差し引いた健康寿命を発表している。2019年の健康寿命ランキングでは, 日本は女性では75.5年, 男性では72.6年と, いずれも1位に位置していた(表1)。

表1　世界の健康寿命順位(2019年)

女性		男性	
年	国名	年	国名
75.5	日本	72.6	日本
74.7	韓国	72.4	シンガポール
74.7	シンガポール	72.2	スイス
73.1	フランス	72.0	イスラエル
73.0	キプロス	71.8	キプロス
72.9	スペイン	71.7	スウェーデン
72.8	スイス	71.7	アイスランド
72.7	イスラエル	71.3	スペイン
72.6	イタリア	71.3	韓国
72.5	スロベニア	71.3	オランダ

【文献】
1)　厚生科学審議会地域保健健康増進栄養部会「健康日本21（第2次）の推進に関する参考資料」厚生労働省, 2012

【………健康教育的映画ガイド………】
健康づくりは快楽？拷問？

『ケロッグ博士』（1994年　アメリカ）

誰もが，ケロッグという名前からすぐにコーンフレークを思い浮かべるように，本作の主人公であるケロッグ博士は，実在するケロッグ社の創業者であるW.K.ケロッグの兄にあたる（ただし，弟のW.K.ケロッグは映画では登場しない）。もっとも実在の人物とはいえ，映画自体はコメディ仕立てのフィクションとなっている。

時は20世紀初め，ミシガン州バトルクリークのケロッグ博士（アンソニー・ホプキンス）が主宰する療養所では，ケロッグ博士が唱える健康法の信奉者ら（あるいは健康オタクたち）が集まり，菜食，禁欲，怪しげな健康器具による健康療法を受けている。その禁欲的な療養所の外では，ケロッグの名を利用して金儲けを目論む輩が，酒と不摂生に明け暮れている。ストーリーは，博士と博士に反発する息子，博士の信奉者である妻（ブリジット・フォンダ）といやいや療養所へ連れて来られた夫（マシュー・ブロデリック）のライトボディ夫妻，バトルクリークでコーンフレークを作って一旗揚げようとする男（ジョン・キューザック）を中心に展開する。

療養所の人々は楽しく語らい，歌い，食事をし，体を動かし，入浴して過ごす。これだけ聞くと，この上なく健康的な生活を送っているかのように思えるが，この内容が普通ではない。1日に5回も浣腸したり，55Lものヨーグルトを一度に摂取したり，風呂に高圧電流を流したり。まるで拷問である。ケロッグ博士は自身の健康法を絶対と信じ，疑問をもつ患者らの言葉には一切耳を貸さない。その姿勢は，博士に反抗的な行動をとり続ける息子に対しても同じである。

「何が不服なのだ」と。

かつて，日本でもケロッグ博士のようにパターナリズム（父権主義）の立場で患者に接する医師が少なくなかったと思う。医師に必要な説明を求めたり，患者が自分の考えを伝えたりすることは重要であるが，インフォームド・コンセントが定着してきたのは1997年の医療法改正以降であろう。また，今すぐ医療を必要としていない人たちが，健康に不安を感じているがゆえに，一方的な情報に頼って危険な健康法に陥ってしまうこともよく耳にする話である。映画を見ている私たちは，登場人物らが奇妙な健康法に明け暮れるのを笑うことができるが，いつ何時，療養所の

人々と同じような立場になるとも限らない。ちょっと振り返ってみただけで，あなたにも身に覚えはないだろうか。

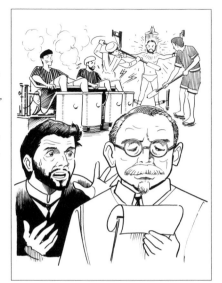

　このようにこの映画には，特定の健康法に狂信的な人々に対する警鐘とともに，医師・患者関係のあり方についても考えさせられる内容が含まれているが，それだけではない。映画の最後に博士の息子は父親に反発して療養所に火を放つが，それがきっかけで博士と息子は和解することになる。ライトボディ夫妻はお互いの求めていることに気づき，彼らにとって療養所が不要であることを悟る。このあたりに，健康とは何か，幸福とは何かという重要かつ根本的なテーマが隠されているように思う。ぜひ，皆さんにも考えてほしい。

　もちろん，単純にコメディとしても楽しめる映画なので，鑑賞をお薦めしたい1本である。ただし，多少（かなり？）エロティックな場面も登場するので，その点だけはご注意のほど。

　監督は『ダウンタウン物語』(1976年)『ミッドナイト・エクスプレス』(1978年)『エビータ』(1996年)などの代表作で知られるアラン・パーカー。ほかにも前衛的な『ピンク・フロイド　ザ・ウォール』，ホラー仕立ての『エンゼル・ハート』，死刑制度を取り上げた『ライフ・オブ・デビット・ゲイル』など，あらゆるジャンルの演出（一部脚本も）を担当し，奇才という呼び名に恥じない活躍ぶりである。ケロッグ博士を演じたアンソニー・ホプキンスは，『羊たちの沈黙』(1991年)や『ハンニバル』(2000年)での，あのハンニバル・レクター博士の怪演が記憶に新しい。しかし，同じ博士役でもこうも違うとは！菜食主義のケロッグ博士に対して，レクター博士は（ある特別な）肉食を好んでいたはず。

『ケロッグ博士』　■原題: The road to wellville　■監督・脚本・製作: アラン・パーカー　■原作: T・コラゲッサン・ボイル　■音楽: レイチェル・ポートマン　■主な出演者: アンソニー・ホプキンス，ブリジット・フォンダ，マシュー・ブロデリック，ジョン・キューザック

ヘルスプロモーション
health promotion

[関連用語]：オタワ憲章／一次予防／健康日本21（第2次）／ジャカルタ宣言／たばこ規制枠組み条約／バンコク憲章／上海宣言／SDGs

■ヘルスプロモーションとは何か

「ヘルスプロモーションとは何か」「いったい何をすることなのか」という疑問はよく耳にする。定義としては，「人々が自らの健康をコントロールし，改善することができるようにするプロセス」（**オタワ憲章**）が知られている。オタワ憲章とは，WHO による第1回ヘルスプロモーション国際会議（1986年にカナダのオタワで開催）で提唱されたものであるが，上の定義を読んで，「ヘルスプロモーションとは，こういうものなのか」と納得できる人は，まずいないだろう。

オタワ憲章ではさらに，ヘルスプロモーションの活動として，「**健康のための政策づくり**」「**健康を支援する環境づくり**」「**地域活動の活性化**」「**個人の能力を高めること**」「**治療中心から自己健康管理中心の保健サービスへの方向転換**」をあげている。このうち「**個人の能力を高める**」は，個人に対する直接的な働きかけ（たとえば健康教育のような）だが，ほかの活動は健康のための環境づくりといえる。つまりヘルスプロモーションでは，私たち一人ひとりが健康実現のための実践力を養うと同時に，健康に生きるための環境づくりを特に重視しているということがわかる。

また，次のような階層的なとらえかたもヘルスプロモーションの理解に役立つだろう。

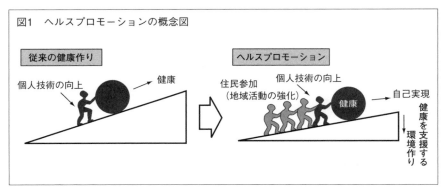

図1　ヘルスプロモーションの概念図

従来の健康作り
個人技術の向上　　健康

ヘルスプロモーション
住民参加（地域活動の強化）　個人技術の向上　健康　　自己実現
健康を支援する環境作り

（健康ネットより）

・健康問題について学習することで, 個人の健康を保持増進する能力を自ら高める

・そうした能力を高めた住民一人ひとりが, 主体的に地域活動に参加していく

・さらにそれらは, 健康を支援する環境づくりや治療中心から自己健康管理中心の保健サービスへの方向転換によって支えられている

・以上の活動の基盤となるのが, 健康のためのさまざまな政策づくりである

　「健康のための運動」を例にして説明してみよう。学校や保健医療機関などで, 適切な運動の方法や健康影響について学ぶことによって, 健康を保持増進する個人の能力を高める。個人で運動を実践することも可能だが, もっとも身近な地域社会で行われる健康教室に参加したり, 同じ目的をもつ人たちと一緒に始めるという方法は, 継続という点からも有効だと考えられる。しかし, このような地域活動を進めていくためには, 簡単に利用できる設備の整った運動施設が地域の中にあることが望ましい。そのような施設を作ろうとすることが, すなわち健康を支援する環境づくりである。さらに環境づくりを進めるには**一次予防**を重視した保健サービス, **健康日本21（第2次）**(p.24)のような国や自治体レベルの政策づくりが, もちろん必要となる。

　ヘルスプロモーションの概要がご理解いただけただろうか。もちろん, これを具体的な活動に移すとなると多くの問題が生じるだろう。健康日本21（第2次）では, 健康課題ごとに年齢階層に応じた達成目標を設定しているが, その目標達成の評価はもちろんのこと, 健康日本21（第2次）の理念と活動についても, それが打ち上げ花火に終わらないためにも, 継続的に評価していただきたいと思う。

■**ヘルスプロモーションのその後の展開**

　ところで, オタワでの第1回ヘルスプロモーション国際会議から11年後, ジャカルタで開催された第4回ヘルスプロモーション国際会議では, 21世紀のヘルスプロモーションの方向を示した**ジャカルタ宣言**が出された。この第4回会議は, 初めて開発途上国で開催されたヘルスプロモーション国際会議ということでも注目された。ジャカルタ宣言の中では, 下記のように「21世紀のヘルスプロモーションの優先順位」が示されている。

　①健康に対する社会的責任を促進すること, ②健康改善に向けた投資を増やすこと, ③健康のためのパートナーシップを強化し, 拡大させること, ④コミュニティの能力を高め, 個人の力を引き出すこと, ⑤ヘルスプロモーションのため

の基盤(インフラストラクチャー)を確保すること

　詳細については文献を参照していただきたいが,この宣言で特徴的な点は,国家間の問題や民間企業による経済活動,財政支援などに目を向けている点ではなかろうか。また,それまでは先進国主導で進められていた印象が強いヘルスプロモーションだが,この宣言は開発途上国を意識して出されているともとれるだろう。

　私は,このジャカルタ宣言の理念がより明確にあらわれたのが,「**たばこ規制枠組み条約**」ではないかと思っている。「たばこ規制枠組み条約」は各国のたばこ対策を促進するとともに,たばこ企業の活動を規制するものでもある。第11回たばこか健康か世界会議(the 11th Global Conference on Tobacco or Health, 2000年8月にシカゴで開催された)におけるブルントラント WHO 事務総長(当時)の基調講演では,たばこ規制枠組み条約は地雷禁止条約と同じく,殺人を止めさせることが目的であり,この条約を締結することで世界中のたばこ使用を減らし,何百万もの人々の命が救われるだろうと述べられている。

　また,2005年にタイ・バンコクで開催された第6回ヘルスプロモーション国際会議では**バンコク憲章**が採択された。オタワ憲章から約20年を経て,ヘルスプロモーションを巡る世界状況も変化してきた。例えば国家間の格差や地球規模の環境問題などが挙げられ,世界各国の連帯や協働の重要性が指摘されている。このなかには"global"という言葉がしばしば登場するが,グローバリゼーションはプラスに働く部分もあれば,本書の後半でも取り上げているように(『ダーウィンの悪夢』p.138)マイナスの側面もある。バンコク憲章が,今後どのように展開されていくかを注目していきたい。なおバンコク憲章では,ヘルスプロモーションのとらえ方も「人々が自らの健康とその決定要因をコントロールし,改善することができるようにするプロセス」と修正されている。

■ヘルスプロモーションと SDGs

　2016年上海で開催された第9回ヘルスプロモーション国際会議では,「持続可能な開発のための2030アジェンダにおけるヘルスプロモーションに関する**上海宣言**」が承認された。ここでは,持続可能な開発のためには健康と福祉が重要であり,そして SDGs の行動を通じたヘルスプロモーションによって健康と福祉の実現が達成できることを示している。SDGs はユニバーサル・ヘルス・カバレッジ(Universal Health Coverage:すべての人が適切な予防,治療,リハビリ等の

表1　SDGsを通じたヘルスプロモーションの取組

①優れたガバナンス
　・公共政策を通じて,健康を守り,福祉を促進するために政府が利用できる機能を適用
　・不健康な商品への法律の制定,規制および課税の強化
　・健康,福祉への新たな投資を可能とする財政政策の実施
　・ユニバーサル・ヘルス・カバレッジの導入
　・透明性と社会的責任の確保と,市民の幅広い関与
　・グローバルガバナンスの強化
　・伝統医学の重要性と価値の高まりを考慮
②都市やコミュニティを通じた地域での活動
　・健康,福祉と他の都市政策の間に共同利益を生み出す政策の優先
　・公平性とソーシャル・インクルージョンを促進する都市の支援
　・サービスへの公平なアクセスの最適化
③ヘルスリテラシーの促進による人々のエンパワーメント
　・ヘルスリテラシーを健康の重要な決定要因として認識
　・全ての人々および全ての教育現場でヘルスリテラシーを強化するため,国および地方の戦略の策定,
　　実施,監視
　・デジタルテクノロジーを活用し,自分の健康とその決定要因をコントロールする市民の増加
　・健康的な選択を支援する消費者環境の確保

文献4)より筆者作成

保健医療サービスを,支払い可能な費用で受けられる状態)を確保し,全年齢の
人々の健康の不平等を減らすための義務をもち,誰も置き去りにしない決意を
示している[4]。

　そのための取組みとしては,①優れたガバナンス,②都市やコミュニティを通
じた地域での活動,③ヘルスリテラシーの促進による人々のエンパワーメント,
が挙げられる。具体的な取組みは**表1**に示す。

【文献】
1)　健康日本21企画検討会・健康日本21計画策定検討会「健康日本21(21世紀における国民健
　　康づくり運動について)」健康・体力づくり事業財団,2000
2)　島内憲夫訳『ヘルスプロモーション— WHO オタワ憲章—』垣内出版,1990
3)　鳩野洋子,岩永俊博,神馬征峰「ジャカルタ宣言　21世紀にむけたヘルスプロモーション」
　　『公衆衛生』61(11),841〜845,1997
4)　WHO, Shanghai Declaration on promoting health in the 2030 Agenda for Sustainable
　　Development, 2016
【URL】
WHO, The Bangkok Charter for Health Promotion in a Globalized World, 2005 :
http://www.who.int/healthpromotion/conferences/6gchp/bangkok_charter/en/index.html

ヘルスリテラシー
health literacy

[関連用語]: 学校健康教育／クリティカル・シンキング／対人コミュニケーション

■ヘルスリテラシーとは

　ヘルスリテラシーとは,1990年代初めより米国を中心に医療,看護および健康教育の領域において用いられるようになった用語である。リテラシーには識字能力,すなわち文字を読み書きする能力という意味があるが,ヘルスリテラシーは健康に関する識字能力に止まらない概念のことをいうのである。

　1990年,健康教育用語に関する合同委員会(The Joint Committee on Health Education Terminology)は,ヘルスリテラシーを「基本的な健康情報や健康サービスを知り,それを解釈・理解することのできる能力であり,また健康状態を高めるようにそのような情報やサービスを活用できる能力」と定義した。この定義では,情報を集めて理解することはもちろん,情報を適切に活用する能力にも重点が置かれていることがわかる。この定義を採用したものとして,例えば1995年にアメリカがん協会が中心となって策定された全国健康教育基準(National Health Education Standards)があげられる。全国健康教育基準とは,**学校健康教育**の達成目標を幼稚園から12年生までの発達段階に応じて示したもので,この中では健康教育を通じてヘルスリテラシーが育成されるものとしている。なお米国全州の約2／3の州が,1995年版全国健康教育基準を導入し,それを元にして州独自の基準を作成した。その後2006年末に,改訂版全国健康教育基準が公表された(**表1**)。ここでは8つの基準が示されているが,ヘルスリテラシーの下位概念ととらえることができるだろう。

　また1994年に,米国カリフォルニア州教育局は公立学校のための学校健康教育ガイドラインを示した手引書「ヘルス・フレームワーク」を刊行した。ここでも前述の合同委員会定義によるヘルスリテラシーが用いられ,学校健康教育の最上位の目標がヘルスリテラシーを身につけることにあると記述されている。ヘルスフレームワークも2003年に改訂されたが,ヘルスリテラシーのとらえ方は旧版をそのまま踏襲している。

　それとは別に,WHO(世界保健機関)はHealth Promotion Glossary(1998)の中で,ヘルスリテラシーを「健康を保持増進するように,情報を得て,理解し,利用する

ための動機づけと能力を決定する認知的・社会的スキル」と定義している。定義は前述のものとは若干異なるが,単に健康情報を読みとるという能力に止まらず,情報を適切に活用することまで含んでいる点では共通している。

■ヘルスリテラシーを身につけるとは

米国の全国健康教育基準では,ヘルスリテラシーを身につけた人間とは,

・批判的に思考し,問題解決する人間
・責任ある生産的な人間
・自己学習できる人間
・上手にコミュニケーションできる人間

としている。

ヘルスリテラシーでは,**クリティカル・シンキング**(p.196)や**対人コミュニケーション**(p.186)のような心理社会的なスキル面が重要な要素となっていることがわかる。また前述したカリフォルニア州のヘルス・フレームワークでは,ヘルスリテラシーを4つの下位領域に分け,「生涯にわたる自分の健康に対して,責任をもつ」「他者の健康を尊重し,他者へのヘルスプロモーションを実践する」「発育発達の過程を理解する」「健康に関連した情報,製品,サービスを適切に利用する」を設定している。そして,ヘルスリテラシーと具体的な学習内容との関係を,船の骨組みとそれをつなぐ船体との関係にたとえている。つまり,骨組みが個々の学習内容であり,ヘルスリテラシーが船体というわけである。ヘルス・フレームワークで示しているヘルスリテラシーの下位概念が普遍的なもの

表1　改訂版 全国健康教育基準

1	児童生徒は,ヘルスプロモーションと疾病予防に関する概念を理解するようになる。
2	児童生徒は,家族,仲間,文化,メディア,科学技術,そのほかの要因が保健行動に与える影響を分析するようになる。
3	児童生徒は,健康に役に立つ情報,製品,サービスを利用できる能力を示すようになる。
4	児童生徒は,健康を高めたり健康のリスクを回避・低減したりするために,対人コミュニケーションスキルの能力を示すようになる。
5	児童生徒は,健康を高めるための意思決定スキルの能力を示すようになる。
6	児童生徒は,健康を高めるための目標設定スキルの能力を示すようになる。
7	児童生徒は,健康を高める行動を実施する能力や健康リスクを回避・低減する能力を示すようになる。
8	児童生徒は,個人,家族,そしてコミュニティの健康のために,健康を主張する能力を示すようになる。

であるとはいえないが，ヘルスリテラシーを理解する上で非常に役に立つもの
と考えられる。

　また近年，健康教育だけではなくヘルスプロモーション活動全体の評価の視
点としてヘルスリテラシーが挙げられている。ヘルスプロモーションをどのよ
うに評価するかは，健康教育にかかわる人々すべての関心事だと思うが，ナット
ビーム博士（D. Nutbeam）はヘルスプロモーションの結果測定として，コミュニ
ティの参加状況のような「社会的行動と影響」や，政策表明や法律の制定などの
「公衆衛生政策と組織的実践」と並んで，ヘルスリテラシーを評価の視点として
挙げている[5]（図1）。もちろん，その先には住民の行動や住民を取り巻く環境の
評価，さらには住民の健康状態の評価へとつながっていく。

■どのような教育内容・方法が求められているのか

　どうしたらヘルスリテラシーを獲得できるか，あるいは高められるかという
疑問は至極当然である。ヘルスリテラシーを高めるためのいくつかのポイント
として，次のようなことが考えられる。

　まず，健康問題全体にかかわる基本的な概念を学ぶ必要がある。例えば個人の
発育発達と老化のプロセス，健康的な行動を規定している諸要因などは個別の
健康問題に関係なく普遍的なものといえるだろう。このような基本的概念を特
定の健康問題（感染症，薬物乱用など）を例として，情報の収集や解析，予防方法
の検討などのさまざまな側面から考えていく。さらに自分だけの問題としてと
らえるのではなく，周囲の人々やより広い社会に向けて，適切な健康情報を伝え
ていくこともまた有益な学習活動である。その際できるかぎり周囲の資源を利
用することがポイントとなる。もちろん，時間や費用もかかるだろうし，常に評
価を繰り返す必要もある。

【文献】

1）　Joint Committee on Health Education Terminology : Report of the 1990 Joint Committee on
　　Health Education Terminology, Journal of Health Education, 22: 97－110, 1991

2）　The Joint Committee on National Health Education Standards: National Health　Education
　　Standards Achievieng Excellouce, American Cancer Society, 2006

3）　The California Department of Education: Health framework for California public schools
　　kindergarten through grade twelve. The California Department of Education, 2003

4）　WHO/HPR/HEP: Health Promotion Glossary, World Health Organization, 1998

5）　Nutbeam, D.: Health literacy as a public health goal: a challenge for contemporary health

図1　ヘルスプロモーションの結果とその指標[5]

健康と社会にお\nける結果	**社会**\nQOL　機能自立　平等		
	健康\n有病率，障害，回避可能な死亡\n率の低下		

| **中間的な結果**\n（変容可能な\n健康規定要因） | **健康的な\nライフスタイル**\n喫煙　食品選択\n身体運動　飲酒\n薬物乱用 | **効果的な\n保健サービス**\n予防サービスの提供\n保健サービスの利便\nと適切さ | **健康的な環境**\n安全な物理的環境\n経済・社会面の支援\n条件\n良好な食糧供給\nたばこ，酒の購入制\n限 |

| **ヘルスプロモー\nションの結果**\n（介入結果の測定） | **ヘルスリテラシー**\n健康に関連した知識\n・態度　動機づけ\n行動意図\n個人のスキル\n自己効力感 | **社会的行動と\n影響**\nコミュニティ参加\nエンパワーメント\n社会規範　世論 | **公衆衛生政策と\n組織的実践**\n政策提言\n法律　規則\n資源配当\n組織的実践 |

| **ヘルスプロモー\nションの活動** | **教育**\n患者教育\n学校教育\n放送・印刷メディア\nによるコミュニケー\nション | **社会的動員**\nコミュニティ開発\nグループの促進\n目標とするマスコミュ\nニケーション | **アドボカシー**\n陳情活動\n政治的組織化と行動\n主義\n官僚主義的な惰性の\n克服 |

education and communication strategies into the 21st century，15:259−267，2000

【………健康教育的映画ガイド………】

砂糖は本当に悪者か?

『あまくない砂糖の話』(2015年　オーストラリア)

本書の前の版で「スーパーサイズ・ミー」(2004年, アメリカ)を取り上げた。かの有名なファストフード店のメニューだけ(店で勧められればスーパーサイズで)を1か月間食べ続けるという生活を撮影したドキュメンタリー映画である。モーガン・スパーロック監督自らが被験者となり, 実験を続けた結果, 1か月間もたずにドクターストップとなった。本作はこの「スーパーサイズ・ミー」をほぼパクっており, 今回のターゲットは砂糖である。実は「スーパーサイズ・ミー」でも砂糖の過剰摂取の問題は取り上げていたのだが。

　さて今回の主役は, やはり監督であるデイモン・ガモー氏自身である。スパーロック監督同様に, 医師や栄養士などからなるチームが彼をバックアップする。オーストラリアでは, 人々は砂糖を1日平均ティースプーン40杯(1杯約4グラム)摂取するという。監督は食事を通じて毎日この量をショ糖または果糖を含む食品によって, 2か月間摂り続けることになる。しかし大量の菓子を食べたり, ソフトドリンクを飲み続けたりするわけではない。あらゆる食品にショ糖や果糖が含まれているからである。いざ実験をスタートすると, 初日の朝食だけで砂糖スプーン20杯に達してしまった。ジャンクフードを食べなくてもすぐにスプーン40杯を摂ってしまうのである。たとえ健康食品とされる低脂肪ヨーグルトやシリアルを積極的に食べていても, 多量の砂糖を摂っていることにデイモンは気づく。

　彼はさらに過激な方法をとる。食品に含まれる砂糖の代わりに, 砂糖そのものを摂取するのである。照り焼きチキンにはソースの代わりに砂糖をかけ, ジュースの代わりに砂糖水を飲む。2, 3週間も過ぎると, 体重は大幅に増加し, 肝機能も低下する。そして体への影響だけではなく, 砂糖の摂取は心へも影響してくる。映画の中では脳が糖分を求めており, ハイになるために糖分が必要だと説明する。薬物依存と同じような状態になってきたのだ。

　オーストラリアといえば, 先住民族アボリジニの食生活を取材する場面も出てくる。元々砂糖を口にしていなかった彼らも今は文明社会の食品の影響下にあり, 食品店で手に入る商品による健康被害に苦しんでいた。さらにデイモンはアメリカ合衆国へ飛び, 砂糖摂取大国の実態とその背景にある大企業の戦略をリポート

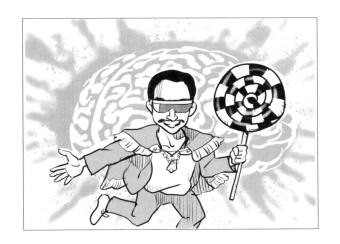

する。二番煎じと言えなくもないが，アメリカの実態を見ると，「スーパーサイズ・ミー」以後も何も変わっていないようである。

　映画ではデイモンの生活や体調だけではなく，「スーパーサイズ・ミー」と同様に，食品（この場合は砂糖だが）が心身にどのような影響を及ぼすのか，具体的にどのような健康被害が生じるのかについてわかりやすく映像で説明してくれる。もちろん糖分摂取を頭から否定するのではなく，人間にとって必要であることも。

　日本では近年，糖質制限(p.72参照)ダイエットが話題となった。ショ糖の制限だけを狙ったものではなく，主食を抜くなどやや過激な方法まであらわれた。そのため糖質制限ダイエットが逆に危険であることも指摘されるようになった。食生活は健康問題とも密接であるが，食自体が文化であり，経済であり，個々の嗜好である。そのため，簡単に変えられないものでもある。さて，デイモンの2か月後はどうなったか。想像通りだと思うが，ぜひご自身で確かめていただければと思う。

『あまくない砂糖の話』　■原題: That Sugar Film　■監督／製作／脚本: デイモン・ガモー　■主な出演者: デイモン・ガモー

生活習慣病／メタボリックシンドローム
（せいかつしゅうかんびょう／metabolic syndrome）

[関連用語]：一次予防／クオリティ・オブ・ライフ／心血管系疾患／内臓脂肪／特定健康診査／特定保健指導

■「生活習慣病」誕生の背景

　1996年（平成8年），厚生大臣の諮問機関である公衆衛生審議会が，それまでの「成人病」という用語を「**生活習慣病**」という用語に，名称変更した。生活習慣病とは，生活習慣を改善することで病気の発症・進行を防ぐことのできる病気全体を指している。生活習慣病の英訳としては，英国で用いられていた"life-style related disease"が該当すると思われるが，米国では"chronic disease"（慢性疾患）が用いられている。

　生活習慣病として考えられている病気は，数多い。例えば，**表1**に示した病気がそうである。

　生活習慣病という用語が使われるようになった理由は，従来の成人病が二次予防（病気の早期発見・早期治療）に重点を置いていたのに対して，生活習慣病では**一次予防**（疾病予防・健康増進）を重視しているためである。つまり，不適切な生活習慣という原因を改善することを明確にしたわけだ。

　現代日本人の三大死亡原因は，がん，心臓病，脳卒中である。これらの病気の原因は生活習慣がすべてではなく，遺伝的要因や環境要因も関係しているが，本人の生活習慣が大きくかかわっていることに疑いの余地はない。

　生活習慣病は本人の健康を阻害するだけではなく，その人の**クオリティ・オブ・ライフ**（p. 4）まで低下させてしまう可能性も高い。生活習慣病は発症するまで明確な苦痛をともなわないことが多いが，いったん発症すると簡単には完全

表1　主な生活習慣病

食 習 慣	インスリン非依存糖尿病, 肥満, 高脂血症（家族性のものを除く）, 高尿酸血症, 循環器病（先天性のものを除く）, 大腸がん（家族性のものを除く）, 歯周病等
運動習慣	インスリン非依存糖尿病, 肥満, 高脂血症（家族性のものを除く）, 高血圧症等
喫 　 煙	肺扁平上皮がん, 循環器病（先天性のものを除く）, 慢性気管支炎, 肺気腫, 歯周病等
飲 　 酒	アルコール性肝疾患等

出典：スマート・ライフ・プロジェクト

治癒しない。そのため慢性的にその病気を抱えて生活していかなければならず，発症以前のように仕事をすること，余暇を楽しむことが困難になる。このことは，本人はもちろん，家族の生活にも大きな影響を及ぼすことになる。

■内臓脂肪のリスク

現代日本人にとって脳卒中や心疾患は重大な健康問題である。そして，このような**心血管系疾患**が発生する危険性が高い状態を**メタボリックシンドローム（内臓脂肪症候群）**と呼んでいる。かつて体脂肪といえば皮下脂肪を指すことが一般的だったが，腹腔内に蓄積される脂肪すなわち**内蔵脂肪**に注目が集まるようになった。

1980年代後半，テキサス大学のカプラン博士は「死の四重奏」，すなわち上半身肥満，高中性脂肪血症，耐糖能異常，高血圧が複合的に心血管系疾患のリスクを高めることを指摘した。複合リスク状態に対する同様な概念として，「シンドロームX」「マルチリスクファクター症候群」「インスリン抵抗性症候群」という名称もあらわれたが，やがてメタボリックシンドロームという用語が定着した。その中心にあるのが内臓脂肪である。内臓脂肪が蓄積される背景には過食や運動不足などの生活習慣上の問題があるわけだが，内臓脂肪の蓄積は動脈硬化を生み，結果としてほかのリスクファクターとともに心血管系疾患を発症させる。

■メタボリックシンドロームの診断基準

メタボリックシンドロームは世界的に注目され，診断基準の検討が行われてきた。日本では2005年に，日本肥満学会など国内8学会のメンバーによって構成されるメタボリックシンドローム診断基準検討委員会によって，メタボリックシンドロームの診断基準が設定された。それは**表2**の通りである。

2005年の国民健康・栄養調査によると，メタボリックシンドロームが強く疑われる者の割合は，男性は30歳代で約25％，40歳代で35％以上，女性では30歳代で約6％，40歳代で8％以上となっており，年齢が上昇するにつれてその割合はさらに高まっている。2008年から実施されている**特定健康診査**では，腹囲の測定が義務づけられるなど，ますます重要視されているが，一部の専門家からは海外の状況と照らしあわせて，基準となる男性の腹囲が女性の腹囲よりも小さいのは問題ではないかという指摘もある。

なお，2007年10月に小児についての診断基準が厚生労働省の研究班によって発表された。**表3**がその基準である。

表2　成人の診断基準

腹囲（ウエスト径）　男性≧85cm, 女性≧90cm
上記に加えて, 以下2項目以上
高中性脂肪血症　≧150mg／dL 　　　　　かつ／または
低 HDL コレステロール血症　＜40mg／dL 収縮期血圧　≧130mmHg 　　　　　かつ／または
拡張期血圧　≧85mmHg 空腹時高血糖　≧110mg／dL

表3　小児の診断基準

腹囲（ウエスト径）　　≧80cm　（中学生男女） 　　　　　　　　　　≧75cm　（小学生男女） または腹囲（センチ）÷身長（センチ）＝0.5以上
上記に加えて, 以下2項目以上
高中性脂肪血症　≧120mg／dL 　　　　　かつ／または
低 HDL コレステロール血症　＜40mg／dL 収縮期血圧　≧125mmHg 　　　　　かつ／または
拡張期血圧　≧70mmHg 空腹時高血糖　≧100mg／dL

　メタボリックシンドロームの予防は, 何よりも食生活の改善と積極的な運動習慣である。内臓脂肪はつきやすいが, 逆に落ちやすいともいわれている。自分自身の努力がはっきりと効果にあらわれるので, 対策が立てやすいといえる。

■特定健康診査の実施

　2008年4月からスタートした特定健康診査は, 国によるメタボリックシンドローム対策の柱となるものである。この健診は, 保険者（企業の健康保険組合や国民健康保険を運営する市区町村）が, 40〜74 歳の加入者（被保険者・被扶養者）を対象として実施するものであり, メタボリックシンドロームに特化した検査項目からなる。

　特定健康診査の結果は, 診査の実施機関に関係なく保険者によって管理され, メタボリックシンドロームのリスクがみられる者は**特定保健指導**(p.80参照)の対象となる。なお, 特定健康診査を受診した者全員に対して, 健康的な生活習慣などに関する情報提供も行われる。

　ところで特定健康診査と特定保健指導の実施状況は決して良好ではない。2019年度の特定健康診査の全国の実施率（対象者数に対する受診者数の割合）は, 38.0％（男性34.5％, 女性41.2％）であった。都道府県によって多少差はあるものの, 実施率が50％を超える都道府県はなかった。また特定保健指導の全国の実施率（保健指導対象者に対する終了者数の割合）はさらに低く, 29.3％（男性27.5％, 女性32.9％）であった。厚生労働省による「特定健康診査・特定保健指導の円滑な実施に向けた手引き（第 3.2 版）」（2021年）では, ICT（情報通信技術）を活用した特定保健指導の実施（初回面接）の推進が示された。これによって, これまでよ

り容易に特定保健指導が利用できると思われる。

【文献】
1) 松澤佑次監修, 船橋徹, 野口緑編『メタボリックシンドローム実践ハンドブック』メディカ
  ルトリビューン, 2006
2) 厚生労働省保険局「特定健康診査・特定保健指導の円滑な実施に向けた手引き（Ver.1.5)」
  2007
【URL】
スマート・ライフ・プロジェクト　生活習慣病を知ろう！:
  https://www.smartlife.mhlw.go.jp/disease/
e ヘルスネット　メタボリックシンドロームの診断基準:
  https://www.e-healthnet.mhlw.go.jp/information/metabolic/m-01-003.html
厚生労働省, 特定健康診査・特定保健指導の円滑な実施に向けた手引き（第 3.2 版):
  https://www.mhlw.go.jp/content/12400000/000735512.pdf

健康日本21（第2次）／健康増進法
(けんこうにっぽんにじゅういちだいにじ／けんこうぞうしんほう)

[関連用語]：生活習慣病／ヘルスプロモーション／健康寿命／一次予防／健康増進法

■健康日本21の背景と目的

現代日本の健康問題の中でもとくに重要な問題として，**生活習慣病**（p.20）の増加，少子化・高齢化の進行，要介護高齢者の増加，そして医療費の増大などがあげられる。そのような背景のもと，WHOが提言する**ヘルスプロモーション**（p.10）の理念にもとづく，新しい健康づくり対策が2000年にスタートした。それが「21世紀における国民健康づくり運動（**健康日本21**）」である。

健康日本21の目的は，「21世紀の我が国を，すべての国民が健やかで心豊かに生活できる活力ある社会とするため，壮年期死亡の減少，**健康寿命**の延伸および生活の質の向上を実現することを目的とする」とされている。また「自由な意思決定にもとづく健康づくり」と示されているように，取り組みの主体は国民であり，国や地方自治体は国民一人ひとりを支援する立場にある。

日本ではこれまでにも，「第一次国民健康づくり対策」（1978年〜）や「第二次国民健康づくり対策（アクティブ80）ヘルスプラン」（1988年〜）が推進されていた。いずれも生涯を通じた健康づくりの推進を基本とし，二つの対策によって栄養・運動・休養における健康づくりのための指針が示された。健康日本21が従来の対策と比較して，より重視したのが「**一次予防**」である。「一次予防」とは疾病予防・健康増進を意味する。ちなみに疾病の早期発見・早期治療は「二次予防」と呼ばれ，以前は健康づくりの中心的内容となっていた。一次予防の重視は，健康日本21の基本方針の一つである。

また，個人の健康づくりを支援するために，環境の整備を不可欠とすることも健康日本21の基本方針である。すなわち行政，保健医療機関，教育関係機関，企業，NGOなどが連携しつつ環境を整備し，個人の健康づくりを総合的に支援する。これはヘルスプロモーションの理念に基づくものである。

健康日本21はその期間を2010年度までとしていたが，最終評価により全体の約6割で成果がみられた。しかし飲酒者の減少，高脂血症の減少，日常生活における歩数の増加などでは改善がみられなかった。これらの課題も踏まえて，新たに健康日本21（第2次）が2013年度からスタートした。

■健康日本21（第2次）の概要

　健康日本21（第2次）の基本的方向性として，①健康寿命の延伸と健康格差の縮小，②生活習慣病の発症予防と重症化予防の徹底，③社会生活を営むために必要な機能の維持および向上，④健康を支え，守るための社会環境の整備，⑤栄養・食生活，身体活動・運動，休養，飲酒，喫煙及び歯・口腔の健康に関する生活習慣および社会環境の改善があがっている。この中で②は NCD（Non Communicable Disease：非感染性疾患）対策を指しており，世界的にも重要な課題となっている。

　健康日本21（第2次）の目標設定は，上記の①〜⑤に応じて行われている。例えば①では，国の健康寿命の延伸とともに，都道府県格差の縮小をめざしている。また②については，がん，循環器疾患，糖尿病，COPD（慢性閉塞性肺疾患）について，現状からの改善に向けた目標値があげられている。③では，心の健康が重視されており，自殺者の減少や気分障害・不安障害に相当する心理的苦痛を感じている者の割合の減少があげられている。また次世代の健康という視点から小学生における目標値も設定された。④は，地域のつながりの強化や健康づくりを目的とした活動に主体的にかかわっている国民の割合の増加（目標値としてボランティア活動の参加割合）が，⑤では2010年度までの健康日本21と同様に，具体的な生活習慣の目標値があがっている。

■健康増進法の施行

　2005年5月から，健康増進法が施行された。これには健康づくりを推進するための国，自治体，住民の責務が示されている。例えば，「国民は，健康な生活習慣の重要性に対する関心と理解を深め，生涯にわたって，自らの健康状態を自覚するとともに，健康の増進に努めなければならない」とある。

　私たちの身のまわりで分煙が急速に進んできたが，これは健康増進法第二十五条の「受動喫煙の防止」によるものである。また国民の栄養改善も健康増進法の重要な目的となっている。

　健康増進法は，健康日本21を支える法律として期待されているわけだが，法的な整備は，住民が実際に健康づくりに取り組むことを支援・推進するものである。健康日本21の主役は私たち自身である。

【URL】
健康日本21（財団法人健康・体力づくり事業財団）：http://www.kenkounippon21.gr.jp/index.html

がんとその対策
(がんとそのたいさく)

[関連用語]：がん対策情報センター／がん対策基本法／がん対策推進基本計画／ピンクリボン／がん教育

■近年のがん対策の動向

　過去25年間，日本人の死亡原因の第1位を占め続けている「がん」への対策は最優先課題といえる。もちろん，胃がんや子宮頸がんのように死亡率が大きく減少したがんもあるが，多くの部位のがんが横ばいもしくは増加傾向にある。

　厚生労働省は2005年5月に「がん対策推進本部」を設置し，同年8月には「がん対策推進アクションプラン2005」を策定した。そこでは主要ながん対策が示されている。すなわち，①がん予防・早期発見の推進，②がん医療水準均てん化の促進，③がんの在宅療養・終末期医療の充実，④がん医療技術の開発振興である。特に「②がん医療水準均てん化」では，地域の医療格差から生じる住民の不安や不満を解消するために，「地域がん診療連携拠点病院」を整備していく予定である。

　2006年10月に国立がんセンター（現国立がん研究センター）内に設置された**がん対策情報センター**では，上記のがん対策にかかわる機能をもっている。それらの機能とは，がん医療情報を収集や発信，がん統計情報の整備，治療にかかわる臨床試験の支援，がん診療連携拠点病院の医療スタッフの支援など多岐に渡っている。

■がん対策基本法の意義と内容

　2007年4月から施行された「**がん対策基本法**」（図1）は，国，自治体，医療関係者などの責務を明らかにして，日本のがん対策を法的に整備することをめざす。

　まず，がん対策を計画的に推進していくための計画，すなわち「**がん対策推進基本計画**」の策定について記述されている。がん対策推進計画は国が策定し，都道府県はこれをもとに独自の推進計画を策定する。計画は少なくとも5年ごとに検討を加えることになっている（改正がん対策基本法では6年となった）。

　また基本的な施策として，「がん予防及び早期発見の推進」「がん医療の均てん化の促進等」「研究の推進等」などの五つが挙がっている。「がん予防及び早期発見の推進」はこれまでもがん対策の基本であったが，ここで改めて知識の普及や検診の質の向上が挙げられている。「がん医療の均てん化の促進等」は，居住する地域に関係なく適切な医療を受けることのできるように，がん医療機関

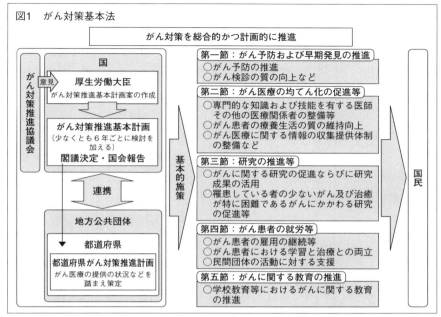

図1　がん対策基本法

（厚生統計協会「図説　国民衛生の動向2019／20」より）

の整備などを推進する。がん患者の療養生活の質の維持向上や,がん医療に関する情報の収集提供体制の整備なども挙げられている。

2016年,がん対策基本法の一部が改正され,施行された。改正がん対策基本法では,事業主はがん患者の雇用継続について配慮し,がん対策に協力すること,国民はがんの原因となるおそれのある感染症に関する正しい知識をもち,がん患者に関する理解を深めるよう努力することが示された。また2007年のがん対策基本法でも示されていた「がん教育」について,国・地方公共団体が推進することが求められた。

2018年には第3期がん対策推進基本計画が閣議決定され,「がん患者を含めた国民が,がんを知り,がんの克服を目指す」ことを目標に,①科学的根拠に基づくがん予防・がん検診の充実,②患者本位のがん医療の実現,③尊厳をもって安心して暮らせる社会の構築が挙げられた。

このように,がん対策基本法はこれからの日本のがん対策を体系的かつ大局的に示したものであり,これをベースにしてがん対策が進められていくことになる。

■がん対策に関する民間の活動

　もちろん,がん対策は法律の整備など国主導の活動だけではない。例えば,乳がん撲滅を目的とした**ピンクリボン運動**がよく知られているが,この活動には行政だけではなく,さまざまな企業や民間団体が参加している。乳がんの早期発見・早期診断・早期治療の大切さを訴えるために,日本では東京タワーがピンクでライトアップされたり,都内の区役所がピンクで装飾されたりなど,視覚から認知度を高めるようなキャンペーンが広がっている。同様の活動は世界各国でみられ,がん対策が単に行政まかせではなく,市民一人ひとりの意識の向上と行動が大切であることを訴えている。

■がん教育の推進と内容

　前述したようにがん対策基本法では**がん教育**の実施が,改正法においてもその推進が求められている。文部科学省では,有識者による学校でのがん教育の在り方に関する検討会を設置し,がん教育の定義や目標などについて議論し,2015年に報告書をまとめた。この中で,がん教育の目標は,①がんについて正しく理解することができるようにすること,②健康と命の大切さについて主体的に考えることができるようにすることが示された。またがん教育の内容については,**表1**に示す通りである。

　表1にある「がんの要因」であるが,日本人の要因別のがん発生リスク(リスク要因への曝露がもしなかったら,がんの発生が何%減少するか)については,**図2**に示すように感染性要因が男性で22.8%,女性で17.5%となっている[2)]。日本人では感染症が特に重大ながん発生のリスク要因であることがわかる。

　またがん教育の内容にある治療法であるが,一般にがん治療では手術療法,化学療法(薬物療法),放射線療法が用いられている。これらは科学的根拠に基づき,一般的に推奨できる治療法として,標準療法と呼ばれている。加えて近年は,免疫療法という治療法が注目を集めている。代表的な免疫療法は,リンパ球の一つ

表1　がん教育の内容

ア	がんとは(がんの要因等)	カ	がんの治療法
イ	がんの種類とその経過	キ	がん治療における緩和ケア
ウ	我が国のがんの状況	ク	がん患者の生活の質
エ	がんの予防	ケ	がん患者への理解と共生
オ	がんの早期発見・がん検診		

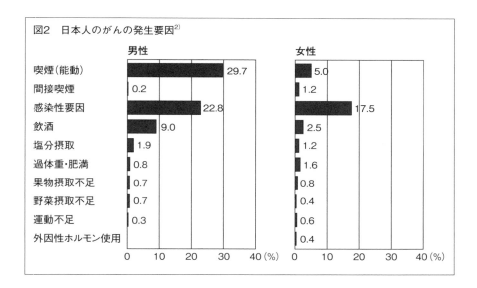

図2　日本人のがんの発生要因[2]

である T 細胞ががん細胞を攻撃することを抑制する仕組みを阻害することで治療を行う。ここで使用する薬品を免疫チェックポイント阻害薬と呼ぶ。特にPD-I 抗体を用いた治療法（オプジーボという薬を使用）が知られている[3]。

　がん教育の実施状況は文部科学省によると，2018年度で6割強の学校が実施しており，特に中学校での実施率が高かった。文部科学省が日本医師会，日本対がん協会とともに研修会やシンポジウムなどを実施しており，今後さらに実施率が高まると思われる。

【文献】
1）　「がん教育」の在り方に関する検討会「学校におけるがん教育の在り方について　報告」文部科学省，2015
2）　Inoue,M.,et al. Attributable causes of cancer in Japan in 2005-systematic assessment to estimate current burden of cancer attributable to known preventable risk factors in Japan, Ann Oncol, 23（5）：1362-1369, 2012.
3）　本庶佑『がん免疫療法とは何か』岩波書店，2019
【URL】
がん対策情報センターがん情報サービス：http://ganjoho.jp/public/index.html
がん対策推進基本計画：http://www.ncc.go.jp/jp/cis/admin_council/pdf/3nd_ref01.pdf

【………健康教育的映画ガイド………】

ジャーナリストとホームレスが織りなす絆の物語

『路上のソリスト』（2009年　アメリカ）

　ロサンゼルス・タイムズ紙の記者スティーヴ・ロペスの連載コラムに掲載された実話に基づく映画である。ある日スティーヴ（ロバート・ダウニー・Jr）は，公園で2本の弦しかないバイオリンを弾くホームレスとたまたま出会う。ホームレスの名前はナサニエル・エアーズ（ジェイミー・フォックス）で，過去にジュリアード音楽院に在籍していたという。ナサニエルに興味をもったスティーヴは再び彼を探し出し，ホームレスになるまでの足跡を辿ろうとする。ナサニエルは子供のころから音楽的才能にあふれ，音楽を深く愛していた。チェロ奏者を目指す彼は，ジュリアード音楽院に進学する。輝かしい将来を夢見る彼を待ち受けていたのは幻聴とそれが生む不安であった。徐々に症状が悪化した結果，彼は退学を余儀なくされる。統合失調症を発症したのである。その後，家族とも疎遠になっていく。

　ある日，ナサニエルのことを書いたスティーヴの記事に感動した読者が，ナサニエルにチェロをプレゼントする。彼はチェロを手にし，再び演奏を始めるようになる。車道の脇でチェロを弾くナサニエルの音楽に深く感動するスティーヴ。スティーヴはナサニエルを音楽家として復帰させるために奔走するが，苦難は続いていくことになる。

　この映画では，統合失調症の症状だけではなく，精神科医療など患者を取り巻く状況も示される。ナサニエルは治療を受けることなく，スティーヴが手配してくれた施設にもなじめない。近年，日本では精神科病院での長期入院が問題となっているが，欧米の精神科病院の病床数は人口当たりでみると日本よりもかなり少ないことが紹介されることがある。しかしこの映画で見ることのできる状況からは，病院から出て生活している人たちは必ずしも十分な支援が受けられているわけではない。しばしばナサニエルは行方不明になり，スティーヴを困惑させる。またスティーヴはナサニエルを入院させ，治療を受けさせようとするがうまくいかないという場面も出てくる。

　スティーヴ・ロペス本人へのインタビューによると，ジャーナリストとして取材対象の個人と深くかかわることに戸惑いがあったということであるが，結果としてナサニエルとかかわり，支援していくことが読者の共感を呼び，映画作品にもつ

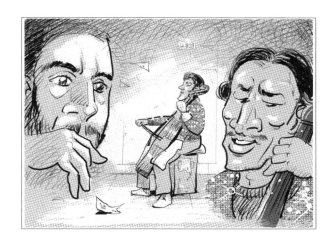

ながっていったということなのであろう。また多くの人たちにとって，この映画が
統合失調症とその患者を理解するための機会となったのではないだろうか。

　最後は決してハッピーエンドとはいえない。彼が完全に立ち直ったわけではな
いが，家族との交流が復活するなど明るい兆しも見えている。何よりもナサニエル
とスティーヴとの強い絆が救いである。スティーヴが「あなたの友達で光栄です」
とナサニエルと握手するシーンが印象的である。

　音楽家の闘病を扱った映画としては「シャイン」（1996年，オーストラリア）があ
る。この映画では統合失調感情障害を発症したピアニストのデイヴィッド・ヘルフ
ゴットの半生を取り上げている。また「ほんとうのジャクリーヌ・デュ・プレ」
（1998年，イギリス）はチェロ奏者のジャクリーヌ・デュ・プレの伝記映画で，多発
性硬化症に苦しむ姿が描かれる。音楽家だけではなくほかの芸術家の病気を取り
上げた映画は少なくないが，病気の知識を正しく知ることができる反面，スキャン
ダラスな側面を強調している映画もあるので注意が必要だ。

『路上のソリスト』　■原題: The Soloist　■監督: ジョー・ライト　■原作: スティーヴ・ロペス　■主な出演
者: ジェイミー・フォックス,ロバート・ダウニー・Jr

ストレス／PTSD（心的外傷後ストレス障害）
stress／post traumatic stress disorder

[関連用語]：ストレッサー／認知的評価／コーピング／ストレス・マネジメント／対人コミュニケーション／トラウマ／児童虐待／ドメスティック・バイオレンス

■ストレスとストレッサー

　ストレスとは，何かの刺激で心身に負担がかかった状態を指す。この刺激を「ストレッサー」と呼び，そこから生じた心身の変化を「ストレス反応」と呼んでいる。日常的な使い方では，ストレッサーをストレスと呼んだり，またストレス反応のほうをストレスと呼ぶことがあるが，両者を含む「概念」をストレスという言葉で表現するのが一般的であるようだ。現代のストレス理論のスタンダードを作ったラザルス（Lazarus, R.S.）は，ストレスを次のように定義している。

　ストレスとは，反応でも，それを引き起こす刺激でもなく，生体と環境との間の相互作用的な交渉のなかで，ストレスフルなものと認知（評価）された関係性と，それに対抗しようとする一連の意識的な努力（ストレスコーピング）の過程である。

（『保健医療行動科学事典』メヂカルフレンド社，183〜184，1999）

　この定義のようにラザルスのとらえた概念では，ストレスとは刺激や反応だけではなく，ストレスコーピング（ストレス対処行動）も含むストレスの過程全体を指しており，各々の関連を重視している。図1を見ていただきたい。

　まずストレッサーには，高温・低温，騒音，外傷や運動のような物理的ストレッサー，薬品などの化学的ストレッサー，そして学校や職場での人間関係上のトラブル，成績不振，失恋のような心理社会的ストレッサーなどがある。ストレスの研究は，もともと物理的ストレッサーや化学的ストレッサーを取り上げた実験的研究が主であったが，やがて日常生活の中の心理社会的ストレッサーがストレス研究の中心となってきた。

■ストレスはどう起こり，どう解消されるのか

　ストレス反応は，怒り，いらいら，無気力，抑うつ，不安などの心理的状態の変化や，心身症などの身体上の変化としてあらわれる。時にはそれが重大な病気にいたることもある。人によって同じストレッサーがかかっても，ストレス反応があらわれやすい人とあらわれにくい人がいる。その差には，ストレッサーからス

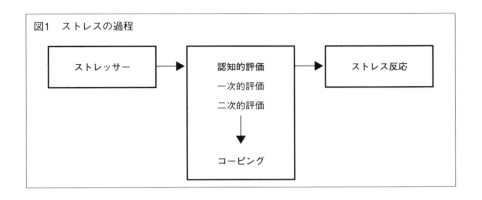

図1　ストレスの過程

ストレッサー → 認知的評価
一次的評価
二次的評価
↓
コーピング
→ ストレス反応

トレス反応へいたる過程にある**認知的評価**と**コーピング**の働きが関係している。

　さて，人はストレッサーがかかると，それが自分にとって重要な影響をもたらすものか（どれだけ困るのか，どれほど嫌なのかなど）という評価を行う。これを認知的評価のうち一次的評価と呼ぶ。そして，もしそれが自分に関係がないことであれば，ストレス反応は生じない。逆に，自分に影響があることだと評価した場合には，次の段階として自分の身に起きたことをうまく解決できるかどうかという評価が行われる。これが二次的評価である。かりにそれが自分にとって重大な事柄でも，解決できると思っているのであれば，ストレスを克服できると考えられる。ストレッサーの脅威を強く感じて，それを解決できないと考える人に，もっともストレス反応があらわれやすいといわれている。

　認知的評価とともに重要な要因として，コーピング（対処行動）がある。もしストレッサーを受けたとしても，それにうまく対処することができれば，ストレス反応はあらわれにくくなる。このようにコーピングとは，ストレス反応を低減・抑制するために行われ，さまざまな種類がある。原因となる問題を解決しようとする（ストレッサーを取り除く），信頼できる人に援助を求める，といったコーピングがある。また認知的技法といわれるもののように，問題の見方やとらえ方を変えてみるというのも有効な手段と考えられる。例えば，嫌だなあと思っていたことでも，よく考えてみると自分にとってプラスにもなっていたと考えることなどである。問題を離れた立場から見直して，どのように行動するか計画を立てることも有効である。また最初からあきらめてしまったり，問題から逃避することもコーピングであるが，このような対処ではストレス反応があらわれやすい

といわれている。問題の特性や自分の個性に適したコーピングを適宜選択できることが望ましい。

　一人ひとりが日常的に**ストレス・マネジメント**を実践できることで，ストレスの克服が可能となる。そのためには，ストレスの過程を自分自身でよくみつめ，自分のできるコーピングを身につけ，ストレスを自己管理できることが必要である。特にストレスは人間関係が原因となることが多いことから，日頃から**対人コミュニケーション**（p.186）をうまく保っておくことは，ストレスの予防という点で大切なことである。ストレス・マネジメントは個人の努力によることが多いが，時には他者からの積極的なかかわりが必要になる場合もある。

　ところで労働安全衛生法の一部改正を受け，2015年12月1日にストレスチェック制度が施行された。ストレスチェック制度は労働者数 50人以上の事業場で実施が義務付けられている。ストレスチェックの結果，高ストレス者として判定され，面接が必要とされた人に対して医師が面接を行い，ストレスその他の心身の状況及び勤務の状況等を確認することになる[2]。

■心の傷"トラウマ"

　1995年1月の阪神・淡路大震災は多くの人命と財産を奪うとともに，人々の心にも傷を残すこととなった。また，同年3月に人々を震撼させた地下鉄サリン事件でも，その後地下鉄に乗りあわせた人々に起きた PTSD が問題となった。現在，PTSD という言葉はかなり社会に浸透し，最近では労災認定も行われるようになってきた。PTSD は Post Traumatic Stress Disorder の略であり，**「心的外傷後ストレス障害」**と呼ばれる。心的外傷にあたる部分が Trauma（トラウマ）である。**トラウマ**とは，強い恐怖や悲しみの体験によって生じるものであり，必ずしも身体への危害がともなうものではない。また，自分自身が直接受けた被害によるとも限らない。トラウマには多くの原因が考えられる。戦争，自然災害，火災，交通事故，犯罪などから，日常生活の中のさまざまなトラブルまで幅広い。家庭内の問題としては，**児童虐待**（p.100）や**ドメスティック・バイオレンス**（p.96）のような暴力や大切な家族の死などが原因となる。特に，性的な暴力がトラウマを生みやすいことはよく知られている。また，これらの原因を自分自身の力で解決することができない場合にも，トラウマが生じやすい。

■PTSD としてあらわれる症状

　PTSD の症状は，米国精神医学会の診断基準である DSM-5によって明確に示

されている。その中では6歳を超える年齢と、6歳以下の子供に診断基準が分けられている[3]。6歳を超える場合の診断基準を抜粋すると以下のようになる。

A. 実際にまたは危うく死ぬ、重症を負う、性的暴力を受ける出来事へ曝露

B. 心的外傷的出来事の後に始まる、その心的外傷出来事に関連した侵入症状の存在

C. 心的外傷的出来事に関連する刺激の持続的回避

D. 心的外傷的出来事に関連した認知と気分の陰性の変化

E. 心的外傷的出来事と関連した、覚醒度と反応性の著しい変化

F. 障害（基準 B, C, D および E）の持続が1か月以上

G. その障害は、臨床的に意味のある苦痛、または社会的、職業的、または他の重要な領域における機能の障害を引き起こしている。

H. その障害は、物質（例：医薬品またはアルコール）または他の医学的疾患の生理学的作用によるものではない。

阪神・淡路大震災では、震災後1, 2年経ってから PTSD の症状があらわれたという報告もある。もちろん、PTSD は子供と大人の区別なく、起こり得る。また、PTSD の症状以外にも頭痛、腹痛、食欲不振、排尿・排便障害などの身体的な反応も生じることが報告されている。

PTSD には専門家による対応は不可欠だが、家庭や学校からの支援も欠かせない。特に周囲の人たちによって安心・安全が保障されている環境を整えることは大切である。2011年に発生した東日本大震災でも、災害発生後には学校における「心のケア」が進められている。もちろん、大きな災害だけではなく、ほかの人にはささいなことだと思われるような出来事でも、人によっては PTSD やそれと関連した症状が起こり得ることも理解しておかねばならない。

【文献】

1) R. S. ラザルス, S. フォルクマン著, 本明寛監訳『ストレスの心理学　認知的評価と対処の研究』実務教育出版, 1991

2) 厚生労働省労働基準局安全衛生部「労働安全衛生法に基づくストレスチェック制度実施マニュアル」2019

3) 日本精神医学会日本語版用語監修『DSM-5精神疾患の診断・統計マニュアル』医学書院, 2014

統合失調症
（とうごうしっちょうしょう）

[関連用語]: 精神疾患／うつ病／スティグマ

■精神疾患は誰もが罹患する可能性がある

　精神疾患は自分とは関係がないと思っている人が多いかもしれない。しかし，実は一生の間には5人に1人は罹患するといわれている身近な病気である。また近年，精神疾患によって医療機関にかかる患者数は増加傾向にあり，年間400万人に達している。

　精神疾患は種類も多く，また症状も多様である。一般に精神疾患の診断や分類には，DSM（アメリカ精神医学会による分類）や，精神疾患だけではないが ICD（疾病及び関連保健問題の国際統計分類，WHO による分類）が用いられる。現在，DSM では DSM-5が，ICD では ICD-11が用いられている。

　主な精神疾患のうち，好発年齢が比較的低いのが双極性障害，摂食障害そして**統合失調症**である。これらは10代〜20代での発症が多く，家庭での生活だけではなく，学業や就業に大きな影響が及ぶ可能性が高い。

■統合失調症の特徴

　統合失調症の特徴としては，幻覚と妄想があらわれることが挙げられる。幻覚とは実際にはないものが自分にはあるように感じることであり，例えば誰かが自分の悪口を言っていることが聞こえること（幻聴）は典型的な例である。妄想は事実とは異なることを信じること，例えば家族が自分に嫌がらせをしていると信じてしまうことや，道を歩いていると周囲の人たちが皆自分を見ていると信じることなどが挙げられる。

　このような幻覚と妄想は，学校や職場での人間関係を困難としてしまう可能性がある。周囲の人たちが病気とは理解せずに，患者のとる行動に対して「非常識だ」とか「社会性がない」などと非難したり，「仕事を怠けている」と思ったりして，結果として退学や離職につながることもある。

　なお，統合失調症は**うつ病**よりも発症率は低いものの，生涯に約0.7％の人が罹患するといわれている。

■原因と治療

統合失調症の直接的な原因は不明である。引っ越しや就職，結婚などの人生の重

要なイベントが発症の環境要因とされているが，人的要因（素因）も関係していると考えられる。原因を根絶することができないため，早く症状に気づくことが治療の鍵となる。

　精神疾患に共通した早期の症状としては，不眠が挙げられる。しかし不眠が続いても，「大丈夫だろう」や「医者にかかるほどではない」と治療を避けてしまうことがある。精神疾患では精神病未治療期間（Duration of Untreated Psychosis: DUP）が問題になっている。DUPとは発症から受診にいたるまでの期間を示すものであり，WHOが実施したWorld Mental Health Surveyの結果では，重大な精神疾患のケースであっても，先進国では50％が，発展途上国では85％が12か月以内に治療を受けていないことが報告されている。日本でも統合失調症の場合，未治療期間が平均で約1年以上といわれている。発症から精神科への受診が早ければ予後がよく回復が早いとされるため，早期の受診・治療が求められる。しかしなかなか受診に至らないのは，患者自身が統合失調症であると自覚しにくい点に加え，下記のようなスティグマの存在があると考えられる。

　なお統合失調症の治療については，薬物療法と心理社会的な治療を組み合わせて行うのが一般的である。適切な治療を行うことで，入院することなく通常の社会生活を続けることが可能となる。

■精神疾患とスティグマ

　精神疾患に関してしばしば指摘される事柄に**スティグマ**がある。スティグマは別項目で取り上げているが（p.200），社会の中で作られたネガティヴなレッテルであり，他人に知られると信用を失ったり，社会的地位が脅かされたりする属性を指す。精神疾患に関するスティグマは，患者への不当な偏見・差別を生む危険性があるとともに，前述のように患者自身も治療を遅らせる可能性がある。

　平成30年告示の高等学校学習指導要領では，保健体育科科目保健において統合失調症を含む精神疾患を学ぶことになった。ここでは精神疾患の特徴と対処を学ぶとともに，早期の治療を受けやすい社会環境づくりや，これらの疾病が偏見や差別の対象ではないこと（アンチスティグマ）が取り上げられている。

【URL】
厚生労働省　みんなのメンタルヘルス：https://www.mhlw.go.jp/kokoro/index.html

【………健康教育的映画ガイド………】

暗い世界は笑顔で変わる

『スーサイド・ショップ』（2012年　フランス）

　　　殺用品専門店！　なんとストレートかつ強烈な店舗名であることか。ブラックコメディのミュージカル・アニメーションであるが，日本ではまず生まれてこないであろう。いかにもフランスらしいというべきか。原作もフランス人作家ジャン・トゥーレの小説である。

　荒廃した近未来の大都市。暗くモノトーンのビル群。その中で多くの人々が生きる希望を失い，自ら命を絶とうとしていた。しかし法律によって公の場での自殺は禁止されている。自殺を図ると違反切符が切られ，遺族は高額な罰金を払わなければならない。そこで自殺願望のある者たちはこっそりある場所へ向かう。スーサイド・ショップすなわち自殺用品専門店である。

　代々自殺用品を販売している家族経営の一見明るい店だが，店の主人のミシマ（!!）は客にこのように商品の説明をする。「麻の縄は踏み台付きです」「毒は多種類そろえています」「（日本刀を見せて）セップクはどうですか，スポーツマンに勧めています」などなど。品物の値段に対して客が「結構な額だ」と言えば，「あの世ではお金の心配は無用です」と答える。店はとても繁盛しているようだ。

　その一家に3人目の子供が生まれる。その子アランは両親や兄姉とは違い，いつも笑顔でまわりの人々の心をなごませる（でも家族を困らせる）。アランは成長し，やがて自殺用品販売という家業に疑問をもつようになる。ある日アランの乗ったスクールバスに人が飛び出し，自殺を図った。アランは友人たちに歌いかける。

　「絶望のない人生にしたい。穏やかに生きよう。悲しみに沈んじゃだめ」

　「きっとできるよ，自殺は止められる」

アランは友人たちと社会を変えるために行動を起こす。

　この映画はもちろん自殺を推奨しているのではなく，希望ある社会を望んでいるのだが，あえて自殺用品販売を生業とするシニカルな家族を登場させて，自殺を強く止まらせるという方法ではなく，生きることの楽しさと自殺の無意味さを伝えようとしている。パトリス・ルコント監督は悲劇的な内容ということで，最初は監督の依頼を断ったそうだ。しかし実写ではなくアニメーションということで監督を引き受けたという。自殺という重く，暗いテーマを扱った内容を，ミュージカ

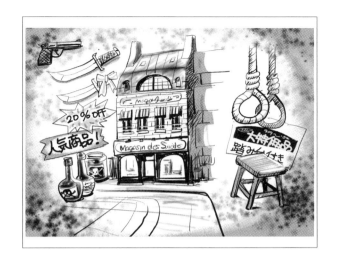

ル・アニメーションで表現した手法はとても斬新である。キャラクター設定は原作とは大きくかけ離れているということであるが,自殺用品専門店の家族の名前は全員原作通りに,自殺した有名人の名前を流用している。

　自殺用品の販売を家業にしているとはいえ,実はミシマたちは後ろめたいと思っていた。そのような中,アランの企てによって姉のマリリンが恋をし,家族が徐々に明るく変わっていく。家族が,そして社会が変わるヒントは「笑顔」にあった。最後には自殺用品専門店も商売替えするのだが,家族はどうなっていくのだろうか。ご自身で確認していただきたい。

　現在の映画界ではアニメーションを単なる子供向けと考える人はいないであろう。実写では不可能な映像はもちろん,アニメーションだからこそ伝えられる内容もある。この映画はそのような可能性を見せてくれる一編である。ミュージカルなので音楽も秀逸である。

『スーサイド・ショップ』　■原題: Le magasin des suicides　■監督: パトリス・ルコント　■原作: ジャン・トゥーレ

うつ病／自殺
（うつびょう／じさつ）

[関連用語]：自殺対策基本法／自殺総合対策会議

■自殺大国日本

日本における自殺者は，1998年以降毎年3万人前後の数値を示していたが，2010年以降は3万人を下回り，2018年には約2万人まで減ってきた。とはいえ，1年間の交通事故死者数と比較すると5倍近い数値である。先進国（G7）の国々の中では，日本の自殺率がもっとも高いと報告されている（厚生労働省自殺対策推進室作成データより）。

日本において高い自殺者数が続いている背景には，近年の経済・生活問題（倒産，失業，多重債務など），健康問題に起因する悩みや不安，介護・看病疲れなどに代表される家庭問題が挙げられている。このような状況が重要な原因の一つとなってうつ病を発症し，自殺に至ることも少なくない。

うつ病の患者数の推移であるが，厚生労働省が3年ごとに実施している患者調査によると，図1のように毎回数値が上昇している（気分障害患者数からうつ病患者数を取り出したもの）。

■自殺対策基本法のねらいと内容

自殺対策基本法はこのような実態を背景に，2006年10月に施行された。そこには「自殺対策は，自殺が個人的な問題としてのみとらえられるべきものではなく，その背景にさまざまな社会的な要因があることを踏まえ，社会的な取組として実施されなければならない」ことが理念としてある。また，自殺は国や地方公共団体が積極的にかかわるべき課題であることを明らかにしている。

自殺対策基本法第三章には自殺総合対策会議について記載されている。自殺総合対策会議の役割は「政府が推進すべき自殺対策の基本的かつ総合的な指針である大綱の案の作成や関係行政機関相互の調整，自殺に関する重要事項の審議，自殺対策の実施の推進を行うこと」であり，内閣官房長官が会長となる。

2016年4月に施行された改正自殺対策基本法では，誰も自殺に追い込まれることのない社会の実現が明記され，都道府県と市町村には自殺対策計画を定めることが義務づけられた。また2017年に閣議決定された第3次自殺総合対策大綱では，「地域レベルの実践的な取組への支援を強化する」「子ども・若者の自殺対

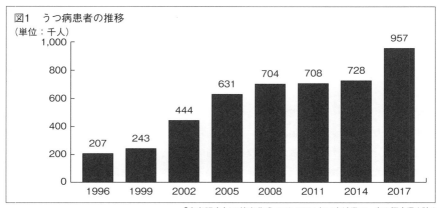

図1　うつ病患者の推移
（単位：千人）

「患者調査」より筆者作成,ただし2011年は宮城県の一部と福島県を除く

策を更に推進する」「勤務問題による自殺対策を更に推進する」ことなどが新たな重点施策に挙げられている。

■自殺の背景としてのうつ病

　自殺には精神疾患の存在,特にうつ病が大きくかかわっていることが知られている。うつ病の特徴としては,抑うつ気分,精神運動の抑制,不安・焦燥感といった精神症状と,睡眠障害,食欲不振・体重減少などの身体症状が挙げられる。単なる心の病気というだけではなく,脳内の神経伝達物質の異常が指摘されており,抗うつ剤による治療が中心となっている。

　近年,学齢期または思春期のうつ病の発症も問題となっている。この時期のうつ病も成人と同じ診断基準が用いられている。かつては,子供のうつ病の存在を否定する意見もあったが,現在は子供のうつ病が存在することは専門家の共通認識となっている。しかし,子供のうつ病への一般的な認知は高いとはいえず,発見が遅れる可能性もある。自殺はもちろん,ひきこもりの原因にもなり得るため,子供のうつ病の存在に対する教員の意識を高めることも必要だろう。

【文献】
1)　松本真理子編『うつの時代と子どもたち』至文堂, 2005
2)　厚生労働省『令和2年版自殺対策白書』2020
【URL】
厚生労働省　自殺対策：
https://www.mhlw.go.jp/stf/seisakunitsuite/bunya/hukushi_kaigo/seikatsuhogo/jisatsu/index.html

【………健康教育的映画ガイド………】
薬物乱用という悪魔

『レクイエム・フォー・ドリーム』（2000年　アメリカ）

薬物乱用を取り上げた映画というと，『トレインスポッティング』（1996年）や『裸のランチ』（1991年）が思い浮かぶが，薬物乱用がもたらす破滅を伝えているという点では，『レクイエム・フォー・ドリーム』は別格といえるだろう。そこには，まったく救いのない世界が描かれている。

　ハリー（ジャレッド・レト）と友人のタイロンは入手したヘロインを高く売りさばき，自分たちもハリーの恋人であるマリオン（ジェニファー・コネリー）と一緒に乱用している。ハリーの母親であるサラ（エレン・バースティン）はテレビのダイエット番組に夢中になり，自分自身もテレビ出演することを夢見て，若い頃のようにやせることを決心する。映画は，この4人の登場人物を中心に話が展開していく。

　悲劇は，徐々に進んでいく。ハリーは腕の注射痕が化膿し，やがて腐敗していく。マリオンは，薬物ほしさに売春をするようになる。ダイエットがうまくいかないサラは，ダイエットピル（肥満治療薬）に手を出すようになる。実は，それが覚醒剤とは知らずに摂取し続け，やがてサラは部屋の家具が動き出す幻覚を見るようになり，錯乱状態となって町へ飛び出していく。それぞれが抱いていた小さな夢や希望はことごとく打ち砕かれ，絶望だけが残される。

　薬物乱用の危険性は改めて論じる必要もないが，若者だけではなく平穏な生活を望む高齢者さえも薬物依存に陥る危険性があるという恐怖が，ここには描かれているのである。食欲抑制効果をもつダイエットピルあるいはダイエットサプリは，非常に数多く出回っており，インターネットなどを通じて容易に入手することが可能である。しかし，それらの中には危険な薬物が含まれている場合が多く，なかには危険を承知で使用している例もあるようだ。たとえ危険であっても，ダイエットピルはほかの薬物よりも乱用のハードルが低いといえる。

　また，この映画には薬物乱用にともなう幻覚が映像として登場する。このような映像はこの監督の得意とするところだろうが，非現実的な映像であるがゆえに薬物乱用のリアリティが逆に増しているように思える。幻覚場面を映像であらわすと，かえって薬物乱用への興味を高めてしまうのではないかという意見も一部にはあるが，この映画の悲惨な結末を見れば，とても乱用しようとは思わないだろう。

ハリーを演じているジャレッド・レト
は,本書の前の版で取り上げた『17歳のカル
テ』(1999年)にも出演していた。マリオ
ン役のジェニファー・コネリーは,日本
では清純派のイメージが強いが(かつて,
ポスト・ブルック・シールズと呼ばれてい
た),ホラーからシリアスなものまでこな
せる実力派である。この映画の演技でも
強烈な印象を残す。

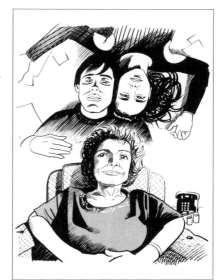

そして,何といっても圧巻なのはサラ
を演じているエレン・バースティンだろ
う。徐々に錯乱状態になっていく様には
鬼気迫るものがあった。エレン・バースティ
ンといえば,『エクソシスト』(1973年)
で悪魔に取りつかれる少女の母親役が知られているが,薬物という悪魔が憑依し
たサラの役柄もかなり怖い。彼女はこの映画の演技で2000年のアカデミー助演女
優賞にノミネートされたが,残念ながら受賞には届かなかった。もっとも,『アリ
スの恋』(1975年)ですでにアカデミー主演女優賞を獲ってはいるのだが。

監督は,この作品以降『レスラー』(2008年),『ブラック・スワン』(2010年)とヒッ
ト作を連発するダーレン・アロノフスキー。印象的なテーマ曲は,現代音楽を専門
とするクロノス・クァルテットによるもの。

世の中に,薬物乱用防止の教材ビデオは数多いが,ほかのどの映像よりもこの映
画を見たほうが,高い教育的効果が期待できるのではないだろうか。前述したよ
うに,スコットランドを舞台にした『トレインスポッティング』やウィリアム・
バロウズ原作の『裸のランチ』も薬物乱用をテーマにしているが,こちらは薬物
乱用を肯定的にとらえている部分があるためにお勧めできない。とにかく『レ
クイエム・フォー・ドリーム』のラストシーンを見てほしい。ここでのハリーと
サラの姿は刮目に値する。

───────────────────────────────

『レクイエム・フォー・ドリーム』　■原題: Requiem for a dream　■監督／脚本: ダーレン・アロノフスキー
■原作: ヒューバート・セルビー・Jr.　■音楽: クリント・マンセル　■演奏: クロノス・クァルテット　■主な出演
者: エレン・バースティン,ジャレッド・レト,ジェニファー・コネリー

薬物乱用
（やくぶつらんよう）

[関連用語]: 精神依存／身体依存／薬物探索行動／禁断症状／耐性／覚醒剤／フラッシュバック／MDMA／危険ドラッグ

■薬物乱用はなぜ恐ろしいのか

医薬品を医療以外の目的で使用すること，そして覚醒剤，大麻，シンナーのような医療目的ではない化学物質を不正に使用することを**薬物乱用**と呼ぶ。ほとんどの薬物が心身へ重大な影響をもたらす危険な物質であるにもかかわらず，乱用を繰り返してしまうのは，このような薬物の多くが依存性をもつためである。

依存性には，**精神依存**と**身体依存**とがある。精神依存とは，薬物を摂取したいという強い欲求であり，ほとんどの薬物は精神依存を生じさせる。薬物は精神に影響を与え，一時的な爽快感や陶酔感，あるいは知覚の変容を引き起こす。乱用を繰り返していると，再び同じ感覚を得たいがために，繰り返し薬物を使いたいという気持ちが強くなる。精神依存は，何としても薬物を手に入れようとする行動（**薬物探索行動**）を誘発する。乱用者は薬物を手に入れるため，窃盗，強盗などを行うことも少なくない。身体依存は一定量の薬物を身体が欲する状態であり，その薬物を中断した時には，**禁断症状**があらわれる。具体的には，ふるえ，吐き気などの症状があらわれる。なお，すべての薬物で禁断症状があらわれると思われがちだが，実はそうではなく，特に影響の強い薬物はアヘン系の薬物（モルヒネ，ヘロインなど）である。

また薬物の中には，繰り返し乱用することによって，その薬物への感受性が低くなるものもある。これが**耐性**であり，耐性ができてしまうと最初は少ない量で生じていた効果と同程度の効果を得るためには，以前よりも多くの量を使わなくてはならなくなる。その結果ますます薬物乱用から逃れられなくなってしまう（**図1**）。

薬物乱用は，どの薬物においてもきわめて重大な影響を心身に及ぼす。たった一度きりの乱用であっても，急性中毒や交通事故によって死亡することもめずらしくない。薬物の種類によって違いはあるが，さまざまな慢性影響もみられる。覚醒剤を例にしてみよう。

覚醒剤は，アンフェタミンあるいはメタンフェタミンという化学物質である。

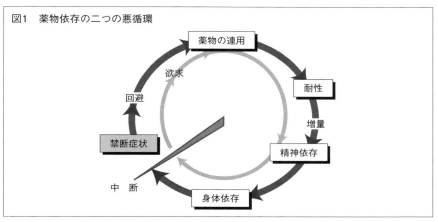

図1　薬物依存の二つの悪循環

（麻薬・覚せい乱用防止センター編薬物の乱用・依存問題の理解のために　1991年）

覚醒剤には中枢神経興奮作用があり，一時的に眠気や疲労感を取り除く。しかしこれは疲れているという自覚が消失するだけで，実際には疲労が回復されたわけではない。覚醒剤による興奮作用が収まると（つまり薬物の作用が切れると），その後は強い疲労や脱力感が残る。その状態から逃れるため，乱用を繰り返すことになる。

　乱用を続けていると，しだいに不安感や焦燥感を感じるようになり，やがて幻覚や妄想があらわれるようになる。そしてついには錯乱状態に陥る。このため，突然人を襲うなどの犯罪を引き起こす危険性が高まってくる。もちろんこうなると，通常の生活を続けることは難しい。

　覚醒剤は精神面だけではなく，肺，胃，心臓，肝臓，腎臓などに対する健康被害をもたらす。覚醒剤には食欲を抑制するという作用があり，これが「やせ薬」という名目で売られる理由でもある。もちろん食欲が低下すれば，栄養の摂取量も低下し，さまざまな病気を引き起こす原因ともなる。

　覚醒剤のもつ依存性のため，いったん乱用が習慣化してしまうと止めることは容易ではない。運良く乱用から抜け出しても大きな後遺症が残る場合がある。覚醒剤を乱用していた時に幻覚・幻聴など異常な感覚を経験したことがある人が，その後乱用をやめたにもかかわらず，ちょっとしたきっかけで突如幻覚があらわれるなど，乱用時と同様な状態になることをフラッシュバックという。この現象は覚醒剤だけではなく，大麻，シンナーなど多くの薬物でみられる症状であ

る。このように，たとえ薬物乱用をやめることができたとしても，大きな後遺症が残ってしまう危険性がある。

■薬物乱用は社会的な問題である

　薬物乱用は本人の心身の健康を著しく害するため，学業や仕事に支障をきたし，日常生活を続けることすら困難になる。特に薬物乱用によって生じる幻覚や妄想が引き金になって，殺人，強盗，放火のような凶悪な犯罪を引き起こしたり，自殺をはかったりすることがある。薬物乱用は乱用する本人だけではなく，家族や周囲の人たちを巻き込み，社会全体へ被害をもたらすのである。このため薬物乱用は法律によって厳しく禁じられており，日本では使用することはもちろん，持っているだけでも犯罪である。

　しかし，海外では薬物乱用がある程度容認されている国もある。例えばオランダでは1970年代より，マリファナはごくあたりまえのように店で販売されている。またカナダやアメリカ合衆国の一部の州では，がんやエイズなどの末期患者を対象にマリファナの栽培・使用が解禁された。

　オランダの場合，ヘロインのようなほかの薬物の乱用を減らそうという意図のもとにマリファナを国が認めているようだが，実際には明らかな効果がみられず，むしろ他国への薬物供給拠点にすらなっているという実態がある。また嗜好目的でマリファナを認めようという動きがアメリカ合衆国でみられ，2014年1月よりコロラド州では販売可能となった。

■若者を蝕む薬物乱用

　「やせられる」「眠気がさめ，勉強の能率が上がる」などという巧みな誘い文句で，覚醒剤の乱用を始めてしまう中高校生が少なくないという。なかには不法な薬物であることに気がつかないで乱用することすらあるようだ。

　近年，覚醒剤に代わって乱用が増加しているのが，MDMA（エクスタシー）である。MDMAは覚醒剤と化学式が類似した合成薬物（麻薬に分類される）であり，通常錠剤の形をしている。まるでラムネ菓子のような形状なので危険性が低いようにみえるが，実は一錠で致死量に達する場合もある非常に危険な薬物である。

　また近年，特に問題となっているのが**危険ドラッグ**（違法・脱法ドラッグ）である。ハーブやアロマオイルのように，あたかも安全な嗜好品と見せかけて販売されているものであるが，実際には大麻や麻薬と同等あるいはそれ以上の危険性

表1　未成年者の覚醒剤乱用検挙人数の推移

年		2010	2011	2012	2013	2014	2015	2016	2017	2018	2019
総数		228	183	148	124	92	119	136	91	96	97
	男子	82	68	47	40	30	41	45	42	48	53
	女子	146	115	101	84	62	78	91	49	48	44

警察庁資料より

表2　未成年者の大麻乱用検挙人数の推移

年		2010	2011	2012	2013	2014	2015	2016	2017	2018	2019
総数		164	81	66	59	80	144	210	297	429	609
	男子	119	61	59	49	65	126	197	255	376	547
	女子	45	50	7	10	15	18	13	42	53	62

警察庁資料より

が明らかになっている。また危険ドラッグを用いた後に車を運転し，人身事故を起こすことも繰り返し発生している。手軽に購入できることから，低年齢層への乱用拡大が危惧される。

　なぜ，少年少女たちの間に薬物乱用が広がっているのか。もちろん，十分な知識をもたないことや，彼らを取り巻く環境に問題があることも指摘できるだろう。それだけではなく，「一度くらいなら使ってもよい」とか，「薬物を使うのは本人の自由」という意識が彼らの中にあることも一因だろう。文部科学省や厚生労働省が過去に行った青少年の薬物乱用に関する調査では，年齢が上昇するほど，また薬物乱用経験者のほうが「本人の自由」を主張する割合が高いことが報告されている。

　しかし，薬物乱用こそが「本人の自由」を奪ってしまう元凶なのである。薬物乱用は将来の夢や恋愛，結婚，職業の選択といった自由をすべて奪ってしまう。たった一度の乱用ですら，彼らの将来をすべて消し去ってしまうほどの脅威，それが薬物乱用である。

【URL】
公益財団法人麻薬・覚せい剤乱用防止センター：http://www.dapc.or.jp/

医薬品・医療機器等安全性情報報告制度
（いやくひん・いりょうききとうあんぜんせいじょうほうほうこくせいど）

[関連用語]：副作用／薬害／C型肝炎／医薬品副作用被害救済制度／医薬分業

■医薬品の副作用

　医薬品は人間にとって病気を克服するための重要な役割を果たす反面，時として有害な影響をもたらすこともある。期待される効果が主作用であるのに対して，望まれない有害な作用・影響を**副作用**と呼ぶ。ほとんどの医薬品は多かれ少なかれ副作用をもつが，使用する人によって，その影響は異なる場合があるので注意が必要だ。また複数の医薬品を同時に用いること（併用投与）で，予期しないような副作用が発生することもある。特に重大な副作用をもち，その内容が患者に知らされずに使用された場合に起こる健康被害のことを**薬害**と呼ぶ。

■日本で起きた主な薬害

　日本では，これまで多くの薬害問題が起きてきた。睡眠薬であるサリドマイド使用によって手足に欠損をもつ子どもが生まれた「サリドマイド事件」，キノホルム剤使用による「スモン（亜急性脊髄視神経症）」，そして血友病などの治療用に用いた非加熱血液製剤による「薬害エイズ」などがすぐに思い浮かぶであろう。また薬品の併用投与によるソリブジン事件もある。これは，1993年に抗ウイルス剤ソリブジンとある種の抗がん剤とを併用したことによって，2か月間に15人もの死者を出したものである。

　近年では血液製剤による**C型肝炎**ウイルス感染（薬害肝炎）が大きな問題となっている。止血剤として用いられていた血液凝固因子製剤（フィブリノゲン製剤，第9因子製剤）がC型肝炎ウイルスに汚染されていたため，ウイルスに対する処理が行われた1994年までの間に，手術や出産時の止血剤を投与された患者の多くがC型肝炎ウイルスに感染してしまった。肝炎患者らが国や企業に対する損害賠償を求めていたが，2008年1月11日に薬害肝炎救済法が議員立法で可決，成立した。1月15日には国が責任を認め，救済法に基づき国が症状に応じた一律の給付金を被害者に支払うことや薬害の再発防止を含む内容で，全国原告団と政府が和解に基本合意した。

　なお，通常に使用した医薬品の副作用によって発生した健康被害に対して，救済給付を行う制度に**医薬品副作用被害救済制度**がある。

■副作用による被害を防ぐために

日本では1967年より,全国の病院・診療所から厚生省(現厚生労働省)によって選ばれたモニター施設における医薬品の副作用情報を収集してきた。これが「医薬品副作用モニター制度」である。そこで得られた情報は医療関係者へ還元されてきた。また,いわゆる大衆薬についても1978年より「薬局モニター制度」が実施され,医療用具についても1984年より「医療用具モニター制度」が設けられ,薬局や医療機関から情報が収集された。1997年からは,従来のモニター制度を統合し,すべての医療機関と薬局を対象として,副作用情報などに加え,医薬品などに起因する感染症情報も広く収集することとした。それが,医薬品等安全性情報報告制度である。この制度の発足以降,報告数はほぼ倍増した。2002年の薬事法改正以降は,医療関係者から厚生労働省への直接の副作用の報告が義務化され,名称も**医薬品・医療機器等安全性情報報告制度**になった。報告窓口は2014年より独立行政法人医薬品医療機器総合機構(PMDA)であり,収集した情報はPMDAのデータベースに集積される。

■一人ひとりが守るべきこと

正しく薬を用いること,それにはまず使用する人がそれぞれ注意を払うべきことがある。使用説明書をよく読み,それに従うこともももちろん大切だが,医師や薬剤師に使用法についてよく話を聞き,疑問があれば尋ねておくことも必要である。また今自分が使っている医薬品があれば,それを伝えることも併用投与による副作用を避ける上で,きわめて重要である。自分で医薬品の名前がよくわからない場合は,「**医薬分業**」の項(p.126)でも述べている「お薬手帳」を医師や薬剤師に提示することも,副作用を避ける有効な手段の一つである。

なお患者やその家族向けに,医療用医薬品を正しく理解し,重大な副作用の早期発見などに役立てるため,「患者向医薬品ガイド」が前述のPMDAのホームページ上で提供されている。またPMDAは新型コロナウイルスに関する医薬品の安全対策に関する情報を,医療機関向けに発信している。

【URL】
独立行政法人医薬品医療機器総合機構: https://www.pmda.go.jp/index.html

ゲーム依存／ゲーム障害
（げーむいぞん／げーむしょうがい）

[関連用語]：嗜癖行動／SNS

■ゲーム依存（ゲーム障害）とは

　ゲーム機の家庭での普及率やスマートフォンの所有率が高まり，オンラインゲームをやめられない状況すなわち**ゲーム依存**に陥る人たちが増えつつある。ゲーム依存はこれまでも問題視されていたが，現在は「**ゲーム障害**」という病気として認められている。

　2019年5月WHOはICD-11（疾病及び関連保健問題の国際統計分類）を採択したが，ここでゲーム障害（Gaming disorder）が**嗜癖行動**による障がいの一つとして，正式に疾病として認定された。WHOによるゲーム障害の定義は以下のとおりである。

- ・ゲームをコントロールできない（ゲームの頻度や時間など）。
- ・ほかの日常活動よりもゲームをすることを最優先とする。
- ・ゲームをすることで悪影響が生じても，ゲームを継続し，エスカレートする。

　以上のような行動が少なくとも12か月以上続き，個人的，家族的，社会的，教育的，職業的，またはその他の重要な機能分野において重大な障がいをもたらす場合をゲーム障害と定義する。具体的には，学業や仕事に支障をきたしてもゲームをやめることができず，睡眠や食事もとらずにゲームを続けてしまう状態が挙げられる。時にはオンラインゲームの課金が膨大な金額に膨れ上がることもある。そうなると自分だけの問題ではなく，家庭内で大きな問題となってしまう。これは薬物乱用と同じである。

■ゲーム依存の背景と影響

　ゲーム依存が起こる背景には，まずゲームを行う環境が挙げられる。前述したように手軽にゲーム機やスマートフォンを手にすることができる。そのためゲーム依存のハードルは低く，誰でも陥る可能性がある。またゲーム依存に限らずギャンブル依存やSNSをやめられなくなる状況にも共通しているが，ゲームで勝ったり，SNSで「いいね！」をもらえたりすると，脳内のドーパミンの分泌が促される。ドーパミンは快楽物質といわれることもあるが，ゲームによってもたらされる満足感や幸福感を再び味わうために，さらにゲーム依存にのめりこ

んでいく。特に子供では理性をつかさどる前頭前野の発達が不十分なために，ゲーム依存になりやすいとされる。

　日本ではゲーム障害と診断される，あるいはそれに近い状況に陥っている人たちはかなりの数にのぼることが想定される。2020年の新型コロナ禍では学校が臨時休業になったこともあり，長い時間ゲームを続ける児童生徒が増えたとの指摘もあった。

　2019年に国立病院機構久里浜医療センターが10〜29歳を対象として実施した調査によると，過去12か月間に「ゲームを止めなければいけない時に，しばしばゲームを止められませんでしたか」という質問に「はい」と答えた割合が，ゲーム使用時間が60分未満でも21.9％，6時間以上では45.5％と報告された。また「ゲームのために，学業に悪影響がでたり，仕事を危うくしたり失ったりしても，ゲームを続けましたか」に「はい」と答えた割合は60分未満で1.7％であったのに対して，6時間以上では24.8％であった。

　また前述のようにゲーム依存による心身への影響については睡眠，食事等を挙げていたが，体力の低下も明確である。2018年のスポーツ庁「全国体力テスト」によると，スマートフォンを一日3時間以上使用する児童生徒は体力が全国平均値以下であることが明らかになった（読売新聞，2018年12月21日朝刊）。

■ゲーム依存対策

　ゲーム依存に限らずネット依存への対策は以前より行われている。国立青少年教育振興機構の「青少年教育施設を活用したネット依存対策推進事業」は2014年から実施されている文部科学省の委託事業であるが，ネット依存対策キャンプについて紹介されている。このキャンプの目的は，「ネット依存状態からの脱却（ネット以外の他の活動への興味）のきっかけづくり」とともに，「集団宿泊生活による失われた基本的生活習慣の回復」と「仲間と共に活動することによる低下したコミュニケーション能力の向上」が挙げられている。

【文献】
1）　公益財団法人健康・体力づくり事業財団「ゲーム依存の実態と求められる対策」『健康づくり』43（5），2-7，2020
2）　国立病院機構久里浜医療センター：ネット・ゲーム使用と生活習慣についてのアンケート結果（概要）：https://www.ncasa-japan.jp/pdf/document15.pdf
3）　国立青少年教育振興機構『ネット依存対策キャンプ実施運営マニュアル』2020

【‥‥‥‥健康教育的映画ガイド‥‥‥‥】

パンデミックはフィクションではない

『コンテイジョン』（2011年　アメリカ）

【**恐**怖】は，ウイルスよりも早く感染する。これがこの映画のコピーとなっていた。感染症そのものとともに，感染症の恐怖がいかに人々を脅かし，誤った行動に導くかを示している。主な舞台はアメリカ合衆国であるが，東京，香港，ロンドンなども出てくる。またWHOやCDC（米国疾病予防管理センター）も重要な場面でしばしば登場する。

　ベス（グウィネス・パルトロー）は，香港からの帰国後に昔の恋人と密会し，その後原因不明の病気で命を落とす。夫のミッチ（マット・デイモン）は発症しなかったが，病院で隔離される。同様の感染者は世界各地で確認され，次々に死者が報告された。CDCのチーヴァー博士（ローレンス・フィッシュバーン）は，ミアーズ医師（ケイト・ウィンスレット）にベスの行動を調べさせる。どこで感染したのか，ベスに接触したのは誰か。ベスの行動を詳細に調べるにつれて，彼女が元恋人と浮気をしていたことまでも明らかにされる。またベスの葬儀は感染を恐れた葬儀社から拒否される。感染が広がった地域の行政は「学校閉鎖を考えないと」「誰が子供たちの面倒をみるの？」などと発言する。

　WHOのオランテス医師（マリオン・コティヤール）は感染源を調べるために香港へ行く。ベスと最初の日本人患者が接触していたことを確認するが，感染源にはたどり着けない。やがて最初の感染者の行動を調べていたミアーズも発症し，ついには命を落とす。感染者が増えるにつれ，市民は混乱し，暴動を起こす。

　この映画を見た経験のある人たちの中には，新型コロナウイルス感染症のパンデミックの際にデジャブを感じた人もいたのではないだろうか。恐怖に怯え，自分だけは何とか助かろうとする市民。疲弊する医療関係者。人がいなくなった街。この映画の予想した世界が2020年に実際に起きたわけである。また，日本でうがい薬が新型コロナウイルスに効果があるという話を信じて，人々がドラッグストアにうがい薬の購入へ走ったことがあったが，映画でも狂言回し的に登場するジャーナリストのアラン（ジュード・ロウ）が，レンギョウが感染症に効くという話を取り上げたことで，人々がレンギョウを求めて薬局に殺到するという話が出てくる。新型コロナウイルス感染症拡大以後にこの映画を見た人たちはフィクションとは思

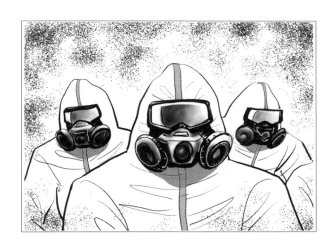

えない内容に驚くのではないだろうか。

　未知の感染症を扱った映画は少なくない。本書の前の版では，エボラ出血熱をモデルとした「アウトブレイク」（1995年，アメリカ）を取り上げたが，日本でも小松左京の小説を映画化した「復活の日」（1980年）が2020年に再注目された。いずれも生物兵器にかかわるサスペンス色が強い内容であるが，決してフィクションで終わらない作品である。またテレビドラマシリーズの「ラストシップ」（2014年〜2018年，アメリカ）も，同傾向の作品である。

　ところで，この映画では感染症の基本的知識について知ることのできる場面がしばしばあらわれる。例えばミアーズが行政関係者に話した，新型コロナウイルス感染症で知られるようになった基本再生産数（R0，アールノート）の説明，汚染された手で自分の顔に触れることの危険性などは参考になる。

　この映画はパンデミックに至る時系列の2日目からスタートしている。1日目に何があったのか。それは映画の最後に明らかにされる。新興感染症を生み出し，感染を拡大させているのは実は人間自身であったのだ。

『コンテイジョン』　■原題: Contagion　■監督: スティーブン・ソダーバーグ　■主な出演者: グウィネス・パルトロウ，ジュード・ロウ，ケイト・ウィンスレット，マット・デイモン，マリオン・コティヤール，ローレンス・フィッシュバーン

新興感染症／再興感染症
（しんこうかんせんしょう／さいこうかんせんしょう）

[関連用語]：HIV ／結核／新型インフルエンザ／COVID-19／エマージング・ウイルス／麻疹／薬剤耐性菌

■感染症の脅威

　生活習慣病が日本人の主要な死因になるにつれて，感染症に対する警戒心が低下してきたように思う。しかしその脅威は依然として存在している。実際，天然痘のように地上から根絶した感染症もあるが，逆に20世紀後半になって突如あらわれたエイズ（後天性免疫不全症候群，HIV による感染症）のように，新たに登場した感染症（**新興感染症**）もある。また**結核**のように，近年再び感染者が増加してきたような感染症（**再興感染症**）もある。人類は，決して感染症を克服したわけではない。

　ところで感染症と伝染病は同義で用いられることが多いが，「感染」と「伝染」は正確には異なる。感染とは，病原体が生体に侵入して発育したり増殖したりすることを意味し，単に伝播するという意味だけではない。近年では伝染病よりも感染症という言葉のほうが一般的になってきている。感染症は病原微生物によって引き起こされるが，病原微生物としてはウイルス，細菌，寄生虫などがある。この中で細菌とウイルスは，日常的に混乱して用いられることがよくあるが，この両者はまったく異なる生物である。細菌は栄養源さえあれば自分だけで増えていくことができるが，ウイルスはほかの生物の細胞中の DNA に自分の遺伝情報を書き込むことによって増殖する。つまりウイルスはほかの生物なしでは何の活動もできないわけである。なお，抗菌薬は細菌に対してのみ効果がある。

■新興感染症

　新たに出現した未知の感染症を新興感染症と呼ぶ。先に述べたエイズが代表的だが，実は1970年以降，30種の新興感染症が登場している。高い死亡率のエボラ出血熱のほか，腸管出血性大腸菌 O157やレジオネラ菌による感染症や SARS（重症急性呼吸器症候群）が含まれる。

　2009年には**新型インフルエンザ**が世界的流行（パンデミック）を引き起こした。A/H1N1型インフルエンザである。豚の間で流行していたインフルエンザが人へ感染したといわれており，当時は swine flu （豚インフルエンザ）と呼ばれていた。A/H1N1型インフルエンザは2009年4月にメキシコと米国で最初に確認された後，

急速に世界中へ広がっていった。日本では同月新型インフルエンザ等感染症の発生が宣言され，5月には早くも国内で感染者が確認された。8月には日本で最初の死亡例が報告され，秋にかけて大流行がみられたが，10月にワクチン接種が始まったこともあり，やがて沈静化していった。その後は季節性のインフルエンザとほぼ同様の流行をみせている。

　そして2019年に出現し，世界中を震撼させたのが新型コロナウイルス感染症（COVID-19，p.56参照）である。COVID-19は別項で取り上げているが，世界中に感染が拡がり，パンデミックとなった。このような新興感染症の出現の背景には，世界各地に潜んでいた風土病の病原体が，開発によって人と接触する機会が増えたことなどが考えられている。これまで出現したことのないウイルスは，とくに**エマージング・ウイルス**と呼ばれている。

■再び人類を脅かす感染症

　2007年春，高校生や大学生の間で**麻疹**が流行し，大きな問題となった。予防接種（勧奨接種）が行われていることから過去の病気と思われがちであるが，実は毎年50人程度の死者が出ている感染症である。麻疹は一度罹患すると終生免疫ができるが，予防接種では必ずしも終生免疫とはならず，感染機会の減少も加えて，免疫のない人々が増えてきたと考えられている。

　代表的な再興感染症は，やはり結核であろう。世界保健機関（WHO）は結核の発症者が急増したことから，1993年には結核非常事態を宣言し，日本でも1999年に結核緊急事態宣言が厚生省（現厚生労働省）から出された。結核がこのように再び流行してきた背景としては，抵抗力の低下した高齢者が増えたこと，多剤耐性結核菌（**薬剤耐性菌**，p.66参照）が登場してきたこと，そして「結核は過去の病気」という認識から対策が遅れたことなどが指摘されている。

　また，学齢期の結核対策も見直された。結核予防対策として長年実施されてきたツベルクリン反応検査とBCG接種であるが，乳幼児期での実施による効果が認められているのに対し，学齢期においては有効性が認められていない。そのため現在BCG接種に関しては，小・中学生での接種は廃止された。

【文献】
1)　山崎修道ほか編『感染症予防必携　第3版』日本公衆衛生協会，2015
2)　町田和彦『感染症ワールド―免疫力・健康・環境―第2版』早稲田大学出版部，2007

新型コロナウイルス感染症（COVID-19）
（しんがたころなういるすかんせんしょう）

．．．

［関連用語］：パンデミック／新しい生活様式／実行再生産数／PCR検査／スティグマ

■新型コロナウイルス感染症の正体

　本項では2020年に世界中を震撼させた**新型コロナウイルス感染症（COVID-19）**を取り上げる。しかし本項を執筆している段階でも，COVID-19は世界中で猛威を振るっており，収束がみえない。またワクチンの開発は進んだが，接種は一部の国々で始まったばかりである。したがって現段階での状況を踏まえて説明することになる。

　COVID-19を引き起こすウイルスは，コロナウイルスの一種であり，2002年に発生したSARSや2012年に発生したMERSを引き起こしたウイルスの仲間である。ウイルスの表面にある突起（スパイク）が王冠を意味するコロナに見えることから，コロナウイルスと呼ばれている。

　COVID-19の主な感染経路は，飛沫感染と接触感染といわれている。しかしCOVID-19は飛沫感染だけではなく，飛沫よりもさらに小さいエアロゾルによって感染する可能性が指摘されるようになった。エアロゾルは空気中に長く漂うので，感染者がそこにいない場合でも，後からその場へやってきたほかの人が感染する可能性がある。予防対策はそれを踏まえて進めていかなければならない。

■ COVID-19の症状

　COVID-19の症状には個人差があり，感染しても無症状の人もいる。しかし発熱，のどの痛み，咳，倦怠感などがみられる人が多い。また味覚や嗅覚に障害があらわれることもある。重症化すると肺炎を引き起こし，人工呼吸器が必要となる場合もある。さらに症状が悪化し肺が機能を果たさなくなると，人工心肺装置ECMO（Extracorporeal Membranous Oxygenation）を使用しなければならなくなる場合もある。

　呼吸器症状以外にも，血管内で血栓がつくられ循環器に影響することがわかってきた。これは，COVID-19のウイルスが血管の内壁を傷つけて炎症を起こし，その時に細胞から放出されるサイトカインというたんぱく質が血栓をつくりやすくするという機序が働いていると考えられる。感染によってサイトカインが過剰に放出される状態は，「サイトカインストーム」と呼ばれている。サイトカ

インストームによって血栓ができやすくなり,結果として心筋梗塞や脳卒中など重篤な症状が起こる。

■パンデミックの発生

　COVID-19の起源については現時点では明確ではないが,2019年12月に中華人民共和国湖北省武漢市において最初の感染例が確認されている。その後,世界中で感染者が見つかり,日本では翌2020年1月に肺炎による入院患者がCOVID-19であることが明らかになり,国内の患者第1号となった。また2月には,横浜港に寄港したクルーズ船ダイヤモンド・プリンセス号から多くの患者が発生し,712人の感染者が確認され,13人が死亡した。ヨーロッパや北米でも患者が増え始め,WHOは3月12日にパンデミック宣言をした。その時点で世界114か国に感染が拡がっていた。

　日本では,COVID-19が都市部で急速に拡大している事態を受けて,4月7日には政府が新型コロナウイルス対策特措法に基づく「緊急事態宣言」を発出した。またそれに先立つ2月27日には,政府より3月2日から全国すべての小学校,中学校,高校などは春休みに入るまで臨時休校とするように要請された。この緊急事態宣言は5月25日に解除となった。

　その間,新型コロナウイルス感染症専門家会議の提言(5月1日)の中で,感染拡大を予防する新しい生活様式の普及が求められ,厚生労働省からは「新しい生活様式」の実践例が示された(図1,図2)。

　その後日本では,一旦は1日の感染者数は減少したが,7月には再び増加に転じ,感染の第2波が発生した。世界では7月中旬には死者数が60万人に達し,日本でも7月末には死者数が1,000人を超えた。

図1　「新しい生活様式」より,一人ひとりの基本的感染対策
<u>感染防止の3つの基本：①身体的距離の確保,②マスクの着用,③手洗い</u>
　□人との間隔は,<u>できるだけ2m(最低1m)</u>空ける。
　□会話をする際は,可能な限り<u>真正面を避ける</u>。
　□外出時や屋内でも会話をするとき,<u>人との間隔が十分とれない場合は,症状がなくてもマスク</u>
　　を着用する。ただし,<u>夏場は,熱中症に十分注意する</u>。
　□家に帰ったらまず<u>手や顔を洗う</u>。
　　人混みの多い場所に行った後は,できるだけすぐに着替える,シャワーを浴びる。
　□<u>手洗いは30秒程度かけて水と石けんで丁寧に洗う</u>(手指消毒薬の使用も可)。
　※　高齢者や持病のあるような重症化リスクの高い人と会う際には,体調管理をより厳重にする。

図2 「新しい生活様式」より,日常生活を営む上での基本的生活様式
□まめに手洗い・手指消毒　□咳エチケットの徹底
□こまめに換気(エアコン併用で室温を28℃以下に)　□身体的距離の確保
□「3密」の回避(密集,密接,密閉)
□一人ひとりの健康状態に応じた運動や食事,禁煙等,適切な生活習慣の理解・実行
□毎朝の体温測定,健康チェック。発熱又は風邪の症状がある場合はムリせず自宅で療養

密集回避　密接回避　密閉回避　　換気　　咳エチケット　手洗い

　日本の感染者は8月末から10月まで再び減少したが,その後感染の第3波が現れ,2021年1月には1日の感染者が8,000人近くまで増え,1月下旬には死者の累計が5,000人を超えた。感染症では**実効再生産数**(Rt)が1を超えると感染が拡がるとされている。実効再生産数とは,1人の感染者が平均して何人に感染させるかをあらわす指標であるが,日本の第3波の時には1を超える日が続いていた。そして,2021年1月7日には再び緊急事態宣言が発出された。

■感染の検査と濃厚接触

　COVID-19で注目されたのが「PCR検査」である。鼻の粘膜から新型コロナウイルスのRNAを採取してDNAに変換し,それを増やして検査する方法である。この検査で陽性になると感染していることになる。PCR検査以外にも,簡便に行うことができる抗原検査や過去に感染したことがあるかを調べる抗体検査がある。しかし前者はPCR検査ほど感度がよくないとされ,後者も現在感染しているかどうかを調べることができない。

　また陽性者とわかった場合,本人だけではなく,その人と近距離で接触あるいは長時間接触した人も感染の疑いが出てくる。すなわち濃厚接触者である。COVID-19は,症状があらわれる2日前からうつる可能性があるため,発症2日前からの状況を保健所が調査し,濃厚接触者であるかどうかを判断する。

■感染予防対策

　前述の図1,図2に示した行動がCOVID-19の基本的な感染予防対策となっている。COVID-19は飛沫やエアロゾルによって感染することから,マスクの使用が効果的と考えられる。

　感染症予防の基本である手洗い・消毒も同時に行うことで,やはり感染リスク

を下げることができる。手洗いで用いる石鹸の界面活性剤やアルコール消毒液は，ウイルス表面の殻を破壊して感染力を失わせることができるため，とても有効である。アルコール濃度は70％以上のものが望ましいとされる。

　もう一つの感染症対策が，いわゆる「3密」の回避である。ほかの人との間隔が近かったり，閉じた空間で複数の人が集まったりすることは，感染リスクを高めることになる。外出する時は人が少ない時間帯を選ぶことや，ほかの人との間隔を空けること，狭い場所では長居をしないことなどが具体的な対応である。またCOVID-19の流行とともに，リモート会議やテレワークが普及してきた。学校でもリモート授業が行われるようになった。

■ワクチンの開発と接種

　感染症においてはワクチンの接種はもっとも効果的な対策といえるであろう。ワクチンといえば一般的に「生ワクチン」と「不活化ワクチン」が用いられるが，COVID-19では「核酸ワクチン」の開発も進められている。核酸ワクチンとは抗原の遺伝子を含むDNAやRNAを接種し，細胞内で抗原を作って免疫を働かせるという新しい手法である。SARSやMERSが流行した時は，従来の方法によるワクチン開発が難しかったことから，核酸ワクチンへの期待が高まっている。しかし副反応が不明であるなど，問題点も指摘されている。2020年末には欧米各国を中心にワクチン接種がスタートした。

■ COVID-19がもたらした社会問題

　COVID-19の感染拡大とともに，感染症そのものだけではなく，さまざまな社会問題も生じてきた。まず経済活動への影響である。旅行業，鉄道・航空，飲食業への影響は特に大きかった。

　またもう一つの大きな影響は，感染者や医療従事者に対する差別，偏見の問題である。このことについては別項のスティグマ(p.200)で詳しく述べているが，未知の感染症であることが人々に不安や恐怖を生み，差別行為を生み出すと考えられる。

【URL】
厚生労働省 新型コロナウイルス感染症について：
https://www.mhlw.go.jp/stf/seisakunitsuite/bunya/0000164708_00001.html

感染症法
(かんせんしょうほう)

....

[関連用語]：新興感染症／再興感染症／指定感染症

■感染症法の改正

　感染症法（感染症の予防及び感染症の患者に対する医療に関する法律）は，**新興感染症**（p.54）や**再興感染症**（p.54）の問題を含め，現代の感染症状況に即した法律として，従来の伝染病予防法，性病予防法，エイズ予防法などを廃止・統合して制定されたものである。この法律は1999年4月に施行され，その後数度改正が行われている。結核予防法が2007年4月の感染症法改正にともない廃止され，結核は感染症法の1類感染症に分類された。

　近年の感染症問題は，たとえ海外の特定の地域で発生した場合でも，航空機による輸送の発達などから，世界中に蔓延する危険性をはらんでいる。新興感染症はもちろん，免疫をもたない，あるいは薬剤に耐性をもつ再興感染症は，常に人々を脅かしており，従来の伝染病予防法などでは十分な対応ができなくなっていた。

■感染症の分類

　感染症法では感染症は，1〜5類感染症，新型インフルエンザ等感染症，指定感

表1　感染症法における感染症の分類（1〜5類，新型インフルエンザ等感染症）

分類	感染症の名称
1類	エボラ出血熱，クリミア・コンゴ出血熱，痘そう，南米出血熱，ペスト，マールブルグ病，ラッサ熱
2類	急性灰白髄炎，結核，ジフテリア，重症急性呼吸器症候群（SARS），中東呼吸器症候群（MERS），特定鳥インフルエンザ
3類	コレラ，細菌性赤痢，腸管出血性大腸菌感染症，腸チフス，パラチフス
4類	E型肝炎，A型肝炎，黄熱，Q熱，狂犬病，炭疽，鳥インフルエンザ（特定鳥インフルエンザを除く），ボツリヌス症，マラリア，野兎病など
5類	インフルエンザ（鳥インフルエンザ及び新型インフルエンザ等感染症を除く），ウイルス性肝炎（E型肝炎及びA型肝炎を除く），クリプトスポリジウム症，後天性免疫不全症候群，性器クラミジア感染症，梅毒，麻しん，メチシリン耐性黄色ブドウ球菌感染症など
新型インフルエンザ等感染症	新型インフルエンザ，再興型インフルエンザ，新型コロナウイルス感染症，再興型コロナウイルス感染症

染症及び新感染症に分類される。1類と2類は入院勧告など厳しい対応が必要な感染症, 3類と4類は患者などの氏名を含む情報を保健所へ届け出ることが必要な感染症, 5類は個人が特定できる情報を除いて届け出る感染症が挙げられている。特に4類は昆虫, 動物あるいは飲食物からの感染症である(**表1**)。動物由来の感染症対策が強化されている点が, かつての伝染病予防法と大きく違う点であり, 指定動物の輸入禁止や輸入時の検疫の規定が設けられている。

また, 特に危険性が高く, 特別な対応が必要であると判断された感染症は**「指定感染症」**に, それまで発見されていなかった危険な感染症が確認された場合は「新感染症」になる。「指定感染症」については, 今存在している感染症が将来危険性の高いものに変異することを想定し, 1類と2類に準じた扱いがされる。たとえば, SARS は当初「新感染症」であったが, その後病原体が特定されたことによって「指定感染症」となった(現在は2類)。

さらに2021年2月13日施行の改正感染症法によって, 指定感染症であった「新型コロナウイルス感染症」と「再興型コロナウイルス感染症」が「新型インフルエンザ等感染症」に追加された。

■感染症と人権問題

感染症法は感染症の予防と治療の両面についての対策が定められているわけだが, 患者の人権に配慮した入院手続きの整備についても触れられている。これは過去において, ハンセン病患者や HIV 感染者・エイズ患者に対する不当な差別や偏見が存在したことを鑑み, 患者の人権を尊重することが前文に明記されたためである。したがって隔離が必要な感染症患者の場合でも, 当事者の同意の下で入院勧告を行うことになっている。

【URL】
感染症疫学センター:http://www.nih.go.jp/niid/ja/from-idsc.html

【………健康教育的映画ガイド………】
エイズに立ち向かうメッセージ

『ムーンリット・ナイト』（1989年　イタリア・フランス）

　エイズを題材とした映画は日本も含め世界各国で作られているが，本作はもっとも初期のものではないかと思う。1980年代中頃，この映画の舞台となったヨーロッパだけではなく，世界中がエイズという病に怯えていた。この映画のオープニングは，HIV に感染したと誤解した若い夫婦の自殺というショッキングなシーンから始まる。「恐怖という疫病」，それがエイズの姿であった。

　ジャーナリストのジョン・ノット（ルトガー・ハウアー）は，さまざまな場所で自分が HIV 感染者であると公言し，周囲の人々の反応を新聞記事にしていた。HIV 感染者を排斥しようとする社会を取材した彼の記事は，大きな反響を呼んでいた。ジョンが HIV 感染者であるというのは取材のための演技だったはずなのだが，ある日彼は本当に自分が HIV に感染していることを知ることになる。ジョンは，昔別れた恋人のジョエル（ナスターシャ・キンスキー）と彼女との間にできた娘と再会したばかりであったが，二人への感染をおそれ，何も告げずに別れる道を選択する。そして彼はアメリカに渡り，エイズと戦う決意を固める。

　社会の中での偏見・差別の状況は1980年代とは大きく様変わりしたといえる。その意味ではこの映画の状況は昔話のようにも感じられる。それでも，なおこの映画自体の魅力が変わらないのは，エイズに対するこの映画のメッセージが普遍的であり，今なお変わらぬ力をもっているからだろう。それはジョンとジョエルがエイズに立ち向かう姿勢において顕著にあらわれている。

　HIV 感染の危機からジョエルとその娘を必死に守ろうとするジョン。そのジョンに何の迷いもなく救いの手を差し伸べるジョエル。彼らが表現した家族の絆は，当時エイズに怯えていた人々を救う最良の薬だったのではないだろうか。それは，今も変わっていないだろう。そして，この映画にはもう一人重要な役柄として，ピーター・オトゥール演じる大学教授が登場する。彼は役柄を通じて見る人に HIV とエイズについて正確な知識を伝え，「人類はエイズを必ず克服する」と断言する。彼が直接的に伝えるメッセージは，悲劇の中に光を差す役割を果たす。

　ところでこの映画では，日本人が皮肉な形で登場する。カフェで休むジョンの視線の先には売春婦と思しき女性と会話する日本人がいる。ジョンの隣の席に座る

女性もそれを見て「日本語で書いた診断書が必要ね」と一言。実際日本では,映画公開から2008年までの19年間 HIV 感染者が増加し続けており,この映画のメッセージは無防備な日本人には届かなかったようだ（現在は減少傾向にあるが）。

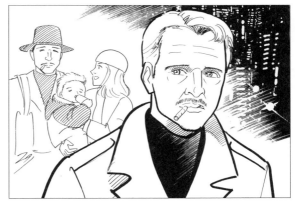

　本作には前記のムービースターたちに加えて,フェイ・ダナウェイやドミニク・サンダらも出演し,映画に華を添えている。また,映画全体を通じて,豪華なセットと美しい映像がヨーロッパ映画らしさを醸し出している。しかし気になるのは,主人公が常にくわえたばこをしていることである。当時としては,めずらしいことではなかったかもしれないが,今となってみると,多すぎるといわざるを得ない。監督と脚本は『流されて…』などのリナ・ウェルトミューラー。映像のみならず,脚本のすばらしさがこの映画を支えていることは間違いない。ウェルトミューラーは『セブン・ビューティーズ』(1976年)で,女性監督としては初めてアカデミー監督賞にノミネートされている。『ムーンリット・ナイト』以降もいくつかの監督作品があるが,世界的にはあまり目立った活躍はしていない。

　主演のルトガー・ハウアーは,ヨーロッパ映画では本作や『聖なる酔っ払いの伝説』(1988年)でシリアスな役を演じているが,ハリウッド映画ではもっぱら B 級アクションに徹している。中でも珍品といえるのが『ブラインド・フューリー』(1989年)。ベトナム戦争で失明した主人公(ルトガー・ハウアー)が,なぜか居合の剣術を身につけ,仕込み杖を使って犯罪組織相手に大暴れするというもの。実は,あの有名な日本の時代劇シリーズの1篇をリメイクしたものなのだが,本家顔負けの殺陣は迫力満点である。

　どんな映画でも真剣に取り組むルトガー・ハウアーは偉い！

『ムーンリット・ナイト』　■原題: On a moonlit night　■監督／脚本: リナ・ウェルトミューラー　■主な出演者: ルトガー・ハウアー,ナスターシャ・キンスキー,ピーター・オトゥール

性感染症
（せいかんせんしょう）

[関連用語]：性行動／エイズ／HIV

■若者間に広がる性感染症

　性感染症（STD:Sexually Transmitted Diseases）は，性行為で感染する病気の総称である。年齢別では20代が突出して高いことから，この年代の無防備な**性行動**と関係があることは間違いない。

　主な性感染症としては，性器ヘルペスウイルス感染症，性器クラミジア感染症，淋菌感染症，そして梅毒が挙げられる。淋菌感染症は男性に多いが，性器ヘルペスウイルス感染症と性器クラミジア感染症は女性に多くみられる。これは女性の場合，自覚症状があらわれにくいことが原因と考えられている。性感染症を放置しておくと，不妊症になったり，母子感染する危険性があるので，パートナーも一緒に確実に治療する必要がある。またヒトパピローマウイルス（HPV）には，尖圭コンジローマの原因になる型のほか，子宮頸がんを引き起こす型があることが知られている。HPV が原因となる子宮頸がんを予防するには，HPV ワクチンの接種とともに定期的な検診が推奨されている。

　ところで近年特に問題となっているのが梅毒である。1960年代から患者が減少していたが，2013年には1,228例，2015年には2,697例，そして2018年には7,007例まで増加している。梅毒は梅毒トレポネーマが原因となり，感染すると全身にさまざまな症状があらわれる。感染数か月後には赤い発疹が，数年後にはさまざまな臓器に障がいがあらわれる。治療には抗菌薬が用いられる。

　性感染症を防ぐには，不特定多数の相手と性交をしないことはもちろんだが，コンドームを正しく使うことが有効である。なお，性感染症は腟性交だけで感染するものではなく，口腔性交や肛門性交においても感染する。

■ HIV 感染とエイズの現在

　エイズは，ヒト免疫不全症候群ウイルス（HIV）の感染によって引き起こされる。全世界では HIV 感染者は2018年末で3,790万人とされる（国連合同エイズ計画による）。しかし HIV に感染しても無症状の状態が続くため，実際の HIV 感染者の数は明らかになっている数を大きく上回っているという指摘もある。

　近年，HIV 感染・エイズに対する多剤併用療法によって，HIV に感染しても発

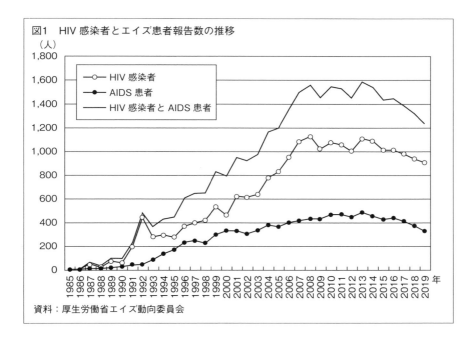

図1 HIV 感染者とエイズ患者報告数の推移
（人）

資料：厚生労働省エイズ動向委員会

　症を抑えることが可能になった。2019年の日本の新規の HIV 感染者は903件，AIDS 患者は333件であった。HIV 感染者と AIDS 患者を合わせた年間新規報告数は2014年以降減少傾向にある（図1）。

　HIV は血液および血液製剤，母子感染，性的接触によって感染する。かつて日本における HIV 感染の大多数は血液凝固因子製剤によるものであった（薬害エイズ）。しかし現在，日本における新たな HIV 感染は，異性間・同性間での性的接触が原因による感染がほとんどである。

　HIV 感染を防ぐためには，ほかの性感染症と同様に危険な性的接触を避けることがまず重要である。また自分が感染した可能性がある場合には，HIV 検査を受けて，ほかの人への感染を確実に防がなければならない。

【URL】
日本性感染症学会：http://jsstd.umin.jp/

薬剤耐性菌
（やくざいたいせいきん）

[関連用語]：抗菌薬／ MRSA ／院内感染／剤耐性結核菌／再興感染症／医源病

■細菌の逆襲

　人類の長い病気の歴史において，感染症は最大の脅威だったといえる。ペスト，結核，コレラなど細菌による感染症は多くの人たちの命を奪ってきた。しかし，20世紀に入りペニシリンの発見以降，多くの抗菌薬（抗生物質）が開発され，それを使用することで細菌感染症による死者数は著しく低下していった。

　ところが，人間は細菌感染症を克服したわけではなかった。細菌が逆襲を始めたのである。細菌感染症に対して**抗菌薬**が広く使用されてきた一方で，そのことが多くの**薬剤耐性菌**の登場を促すことになってしまった。薬剤耐性菌とは薬剤を用いても効かない性質をもった細菌のことである。

　例えば，黄色ブドウ球菌。ヒトの腸内などに普通に住んでいる菌（常在菌）だが，とびひのような皮膚疾患や食中毒などを引き起こすこともある。黄色ブドウ球菌に対して最初はペニシリンが効果的だったが，すぐにペニシリン耐性菌があらわれた。その後も新しい薬に対して耐性をもつ黄色ブドウ球菌が登場するという状況が繰り返されてきたが，メチシリンという劇的に効果を上げる薬が登場し，黄色ブドウ球菌は駆逐されたかのように思われた。しかしそのメチシリンも効かない黄色ブドウ球菌，すなわちメチシリン耐性黄色ブドウ球菌（MRSA）が1960年代に登場し，世界中を席巻することになる。MRSAは日本でも1980年代に急速に増加して，**院内感染**の原因菌として知られるようになった。MRSAは病院で繁殖していることが多いため，特に入院患者などが感染する危険性が高いのである。

　その後もバンコマイシン耐性腸球菌（VRE）や**多剤耐性結核菌**，さらにカルバペネム耐性腸内細菌科細菌（CRE）が登場しており，深刻な状況を迎えている。

■薬剤耐性菌が登場する理由

　なぜ薬剤耐性菌が登場するのか。抗菌薬によってほとんどの細菌は死滅するが，ごく一部に薬剤が効かない菌が残ってしまい，その後その抗菌薬に耐性をもった菌が繁殖する。そして，そうした過程が繰り返されていく。耐性菌が増える理由の一つとして，抗菌薬の乱用が挙げられる。抗菌薬を使えば使うほど耐性菌

が登場する機会は増えてしまうため、安易な抗菌薬の使用は控えるべきだという意見がある。

また人に対する抗菌薬の使用だけではなく、家畜への抗菌性物質の投与により薬剤耐性菌が発生し、畜産物を介してそれを摂取した人間に耐性菌が伝播して、健康に影響を及ぼすことが指摘されている。家畜へ抗菌性物質を投与するのは、病気を減らし、成長を促進するためであるが、知らず知らずのうちに畜産物を口にした人間が、耐性菌に感染してしまう危険性があるのだ。

■多剤耐性結核菌の脅威

再興感染症(p.54)の項で述べたように、多剤耐性結核菌の登場は世界的にきわめて重大な事態を引き起こした。全世界で年間1,000万人もの人々が発症し、150万人が死亡する結核だが、薬剤に耐性をもたない結核菌(薬剤感受性結核菌)であれば多剤治療を適切に行うことで治癒する。しかし、治療は半年以上にわたって行う必要があり、自分の判断で治療を中断するなどの不完全な治療の結果、結核菌が薬剤に対して耐性をもつことが確認されている。そして薬剤に耐性をもった結核菌に感染すると、非常に治療が困難になる。米国では、特にHIV患者において多剤耐性結核が発症しやすいとされ、死亡率もきわめて高いことが認められている。

さらに、多剤耐性結核に対して有効とされる薬剤すら効かないと思われる結核が発生している。現在世界的に警戒が高まっている超多剤耐性結核菌によって発症した例である。その中には、現在結核治療に用いられているすべての薬剤に対して耐性がある例もあるという。

薬剤耐性菌による感染症は、医療行為によって生み出された**医源病**の一つだといえるだろう。新しい抗菌剤は次々と開発されているが、耐性菌は必ず出現する。

細菌感染症克服への道のりは遠い。

【文献】
1)　M. シュナイアソン、M. プロトキン著、栗木さつき訳『もう抗生物質では治らない―猛威をふるう薬剤耐性菌』日本放送出版協会、2003
【URL】
感染症疫学センター：http://www.niid.go.jp/niid/ja/from-idsc.html

【………健康教育的映画ガイド………】

カリスマシェフの困難な挑戦

『ジェイミーの食育革命! in USA』（2010年　アメリカ）

　本作は映画ではなくテレビ番組である。主人公のジェイミー・オリヴァーはイギリス生まれであり，ロンドンでのシェフとしての活躍が注目を集め，テレビ番組をもつようになった。2004年にはイギリス国内で学校給食改善運動を進めて，給食にかかわる予算を増額するなど国をも動かした。この番組はジェイミーがアメリカ合衆国でも学校給食改善運動を推進するという内容である。2010年にABCネットワークで放送されたこの番組は，後にエミー賞を受賞している。なお日本でもWOWOWなどでこの番組は放送されている。

　今回，ジェイミーはウエストバージニア州のハンティントンに渡り，活動を開始する。アメリカでもっとも不健康な町と呼ばれるハンティントンは，成人の半数近くが肥満だとされる。心臓病や糖尿病も重大な健康課題となっている。しかしジェイミーは町になかなか受け入れられない。地元のラジオパーソナリティからはこういわれる。「この町に突然飛び込んできた若造に，俺たちの生活に指図されたくないね。」

　子供たちの肥満で悩む一家を訪問したジェイミーは，1週間分の食事を一度に集めてみた。それらは揚げ物などに占められていてサラダは見当たらない。冷凍庫を開けてみるとぎっしり冷凍ピザが詰まっていた。肥満の原因は明らかである。

　ジェイミーはある小学校に行き，朝の給食の様子を見る。朝からピザだった。給食室の調理師も健康に関心が薄かった。食材や調理法に，そして子供たちの残食に彼は絶望する。地区の学校給食の責任者に協力を求めたジェイミーは，1週間以内に予算内で給食改革の成果を挙げることを求められる。困難へのジェイミーの挑戦が始まった。

　ジェイミーは調理だけではなく，イギリスで成功した子供たちへの教育にも取り組む。子供たちは加工食品をよく知っているが，野菜の名前はろくに知らないレベルであった。ジェイミーは子供たちの目の前で不健康な食材での調理を見せる。エンドウの着ぐるみを身に着ける。しかしなかなかうまくいかない。イギリスでは成功したのに。

　アメリカの食生活の問題点は多くのメディアが指摘している。またそれが健康

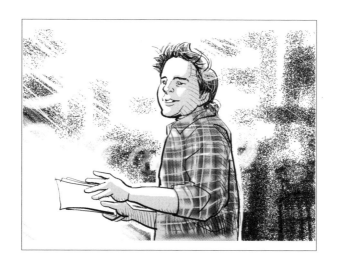

問題の主要な原因になっていることも（本書で紹介している「あまくない砂糖の話」p.18参照）。しかし問題点を指摘するだけで，具体的に改革を進める例は多いわけではない。エンターテイメントの色合いが少し強い番組ではあるが，アメリカでの生活を経験している人であれば，おそらく納得できる部分もあるのではないだろうか。

　ジェイミーは普段食べている給食の食材がいかに危険かを見せるために，子供たちと保護者を集め，トラックに山積みした脂肪の塊を見せ，1年間でこれらを子供たちが摂取していることを見せる。かなり過激なパフォーマンスであるが，子供にも保護者にも大きな影響があった。子供たちは野菜について学び始め，健康的な食事に関心をもつようになっていく。教師たちも協力的になり，子供たちも健康的な給食を好むようになった。

　ジェイミー・オリヴァーはJ・K・ローリングに次いでイギリスで売れている作家ともいわれる。また世界中でレストランチェーンを展開する実業家でもある。しかしさまざまな団体と論争したり，批判を受けたりするなど，ハンティントンだけではなく常に困難に立ち向かっているようだ。

『ジェイミーの食育革命! in USA』　■ Jamie Oliver's Food Revolution　■放映: ABC ネットワーク　■主な出演者: ジェイミー・オリヴァー

食育
(しょくいく)
....
[関連用語]：生活習慣病／メタボリックシンドローム／食育基本法／食育推進基本計画／栄養教諭

■食育への注目

　近年日本では食にかかわる健康問題，すなわち肥満，**生活習慣病**（p.20），**メタボリックシンドローム**（p.20）などさまざまな課題が出現してきた。また，食に対する国民の意識やライフスタイルも多様化してきた。一人ひとりが食を見直し，個人的な食生活上の問題はもちろん，食文化や食の安全にかかわる社会的な課題を克服していくことが望まれている。

　以上のような課題を解決し，国民の健全な食生活を育成するために，個人や家庭の責任に止まらず，国，自治体が積極的にかかわって進められているのが**食育**である。

■食育基本法に示された食育の内容

　2005年7月に施行された**食育基本法**には，基本理念として7つの項目が挙げられている。すなわち，「国民の心身の健康の増進と豊かな人間形成」「食に関する感謝の念と理解」「食育推進運動の展開」「子どもの食育における保護者，教育関係者等の役割」「食に関する体験活動と食育推進活動の実践」「伝統的な食文化，環境と調和した生産等への配意及び農山漁村の活性化と食料自給率の向上への貢献」「食品の安全性の確保等における食育の役割」である。このように食育が扱う内容は家庭，学校，地域にまたがる非常に広範囲のものであり，食糧問題への対策などを含み，健康問題に限定されるものではない。

　また食育基本法には，国や自治体が**食育推進基本計画**を作成することを定めている。食育推進基本計画は2006年度から2010年度まで，さらに2011年に第2次計画が，2016年度からは第3次計画がスタートした（**表1**）。

　以上のように，広範囲に渡って設定された目標を実現するためには，栄養あるいは食品という従来の固定された視点だけではなく，さまざまな専門領域による学際的な支えが必要となる。

■学校給食と食育

　現在，「食育」は行政だけではなく，学校や家庭においても徐々に定着しつつある。学校では特に**栄養教諭**の果たす役割が非常に大きい。従来学校には学校給

表1　第3次食育推進基本計画の目標値(国民の目標を抜粋)

項　目	現状値(2015年度)	目標値(2020年度)
食育に関心を持っている国民の割合	75.0%	90%以上
朝食又は夕食を家族と一緒に食べる「共食」の回数	週9.7回	週11回以上
朝食を欠食する子供の割合	4.4%	0%
学校給食における地場産物を使用する割合	26.9%（2014年度）	30%以上
主食・主菜・副菜を組み合わせた食事を1日2回以上ほぼ毎日食べている国民の割合	57.7%	70%以上
生活習慣病の予防や改善のために,ふだんから適正体重の維持や減塩等に気をつけた食生活を実践する国民の割合	69.4%	75%以上
ゆっくりよく噛んで食べる国民の割合	49.2%	55%以上
食品ロス削減のために何らかの行動をしている国民の割合	67.4%（2014年度）	80%以上
食品の安全性について基礎的な知識を持ち,自ら判断する国民の割合	72.0%	80%以上以上

　食管理のための学校栄養職員が配置されていたが,学校教育法の改正によって食の指導も行うことのできる栄養教諭が置かれることになった。2008年に改正された学校給食法10条では,栄養教諭は児童または生徒が健全な食生活を自ら営むことができる知識および態度を養うため,学校給食において摂取する食品と健康の保持増進との関連性についての指導を行うことが定められている。栄養教諭には,従来から行われている学校給食管理すなわち栄養管理,衛生管理,検食,物資管理等に対する責務に加え,食の指導の役割が期待されている。

【URL】
農林水産省「食育の推進」: http://www.maff.go.jp/j/syokuiku/index.html

糖質制限
（とうしつせいげん）

[関連用語]：ダイエット／糖尿病／DOHaD説

■糖質制限への注目

　世の中には多種多様なダイエット法が存在している。その中でもおそらく実行者が多いのが**糖質制限**ではないだろうか。炭水化物の摂取を制限することから低炭水化物ダイエットとも呼ばれる。なお炭水化物は糖質と食物繊維の総称であり，エネルギー源となるのが糖質である。

　炭水化物を制限するという**ダイエット**は決して新しいものではなく，以前から行われてきた。その代表的なものが，アメリカ合衆国のロバート・アトキンス医師が1970年代に提唱した「ローカーボ（低炭水化物）ダイエット」である。このダイエット法は炭水化物のみを制限し，脂肪やたんぱく質は自由に摂取するというものである。英米では大ブームとなり，日本にも紹介されている。

　炭水化物を悪者とするダイエットは比較的容易に行うことができることもあり，人気が高い。日本であればお米を抜くというだけではなく，麺類，パンなどを抜くことも含む。つまり主食となるものを減らすことになる。

■糖質制限の仕組みと効果

　なぜ糖質を制限するとダイエット効果があるのか。人間の長い歴史の中で十分な食糧が得られるようになったのはごく最近である。人間は長い飢餓の時代を生きてきたのである。そのため，人間の体の中には脂肪を蓄えるメカニズムが形成されている。食事で糖質を摂取すると，糖質はブドウ糖となり血糖値を上げる。すると膵臓から分泌されるインスリンが血糖値を下げるように働く。ブドウ糖は身体のエネルギーとして使われるが，余ったブドウ糖はインスリンの働きでグリコーゲンや脂肪として体に蓄えられる。なお，インスリンの働きが低下し，血糖値の上昇を抑えることができなくなった状態が**糖尿病**である。

　このように糖質の摂取を制限すると，ブドウ糖を減らし，血糖値の上昇を抑えられるため，正しい指導の下での糖質制限は特に糖尿病患者において効果的と考えられている。しかし正しい知識をもたずに，単に量を減らすだけの方法では，確かに体重の減少につながるであろうが，後述するような問題点もある。

■糖質制限への慎重な意見

　これまで食事における摂取エネルギーの60％以上は炭水化物から摂取すべきといわれてきた。日本では糖質制限に対しては批判的とはいわないまでも，慎重な意見も少なくない。ただし近年は良質な脂質やたんぱく質を摂取しながら糖質の量を減らすことが受け入れられるようになった。

　日本糖尿病学会は糖尿病患者には50％の制限も認めるようになっているが，長期的に極端な糖質制限は勧めていない。また糖質を減らすことに目を向けすぎると落とし穴もある。それは摂取エネルギーが不足してしまうということである。ダイエットを行おうとする人は，炭水化物の摂取を制限するだけではなく，脂肪の摂取も減らす人が少なくない。そのため全体的なエネルギー摂取不足を生んでしまうのである。これは極めて危険である。

■母親の糖質制限が胎児に影響する？

　1980年代後半，イギリスの DJ Baker 博士は，胎児期や生後早期の環境が将来の健康へ影響を及ぼす胎児プログラミング仮説（Baker 仮説と呼ばれる）を提唱した。これは Developmental Origins of Health and Disease, 略して DOHaD（ドーハッド）説とも呼ばれ，日本語訳としては成人病(生活習慣病)胎児期発症起源説が使われることがある。

　DOHaD 説は，出生低体重児が将来の NCD（非感染性疾患）のリスクが高いことから生み出されたが，その後研究が進むにつれて仮説から定説へとなってきた。例えば母親が妊娠中に糖質の摂取を制限すると，胎児は低栄養という望ましくない環境で育つことになる。そのことが胎児の遺伝子の働きに影響を与え，将来肥満を発現しやすくするというものである。つまり母親が肥満を避けるために行ったダイエットが，生まれてきた子を糖尿病など NCD へ導く可能性があるのである。このように環境要因が遺伝子の発現に影響を与えることをエピジェネティクな変化と呼ぶ。

　DOHaD 説は NCD だけではなく，精神疾患や発達障害などにも適用されてきている。今後も注目すべき学説の一つである。

【文献】
福岡秀興・佐田文宏「発達期環境に起因する疾患素因の形成機構―DOHaD の視点から―」『日本衛生学会誌』71, 185-187, 2016

サプリメント
supplement

[関連用語]: 栄養機能食品／ NR・サプリメントアドバイザー

■サプリメントは薬？食品？

　サプリメントはよく耳にする言葉である。今ではコンビニでも売られている
ほど私たちの生活に浸透しており, 健康を扱う大きな市場の一つといえるので
はないだろうか。

　ところでサプリメントは正式な名称ではない。従来, 栄養補助食品という日本
語があてられていたが, 栄養改善法に基づいてサプリメントが制度化され, **栄養
機能食品**という用語が使われるようになった。栄養機能食品は, 2種類ある保健
機能食品の一つで, もう一つは特定保健用食品である。

　栄養機能食品は通常の食生活で十分な栄養素が摂取できない場合に, それを
補給・補完するために摂取する食品で, ビタミン類（13種）やミネラル6種, m-3系
脂肪酸を一定基準以上含む食品である（表1）。栄養機能食品は, 栄養機能表示だ
けではなく, 注意喚起も表示する必要がある。

　なお特定保健用食品は, 身体の生理的機能に影響を与える成分を含んでいる
食品で, 血圧が高めの人やコレステロールが気になる人などが特定の保健の用
途のために摂取する食品である。特定保健用食品として許可を受けるためには,
安全性や有効性についての審査を受ける必要がある。なお特定保健用食品には,
疾病リスク低減効果が明らかであるため疾病リスク低減表示を認める食品, 規

表1　機能表示が認められた栄養素

ビタミン類	ビタミン A, ビタミン B₁, ビタミン B₂, ビタミン B₆, ビタミン B₁₂, ビタミン C, ビタミン D, ビタミン E ビタミン K ナイアシン, ビオチン, 葉酸, パントテン酸
ミネラル類	カルシウム, 鉄, 亜鉛, 銅, マグネシウム

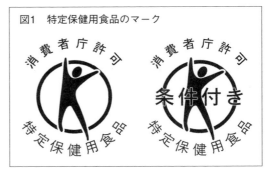

図1　特定保健用食品のマーク

格基準に適合するか否かの審査を行い許可する食品（規格基準型）もある。また有効性の科学的根拠のレベルには届かないものの，一定の有効性が確認される食品には，「条件付き特定保健用食品」と表示する。健康増進法により許可を受けた特定保健用食品には，**図1**のようなマークがつけられる。

■サプリメントの抱える問題点

　従来サプリメントは，その安全性や効果について十分な情報が消費者に届いているとはいい難かった。しかし，制度化されたことによって，これまで以上に詳しい情報を入手することが可能となった。

　もちろん，サプリメントは食品の一種であり，医薬品とは区別されるものである。したがって，病気を治療する目的で使用することは正しい使用方法ではない。しかしながら一部のサプリメントは医薬品のように，多量摂取による副作用が出ることもある。例えば，妊婦がビタミンAを多量摂取すると胎児の発育に悪影響があることが指摘されている。したがってサプリメントには注意喚起表示が必要であり，消費者はそれを守らなければならない。

　一般社団法人日本臨床栄養協会は，消費者に対して保健機能食品・サプリメントについて，専門的観点から個人個人の栄養状態を評価して適切にアドバイスするNR・サプリメントアドバイザーを制度化している（2012年4月〜）。厚生労働省も，消費者が保健機能食品やその他のいわゆる健康食品について，消費者が安全にかつ適切に選択し，摂取することに関する正しい情報を提供できる助言者，すなわちアドバイザリースタッフの重要性を指摘している。

　健康の保持増進のためには，何よりもまず日頃から適切な生活習慣を実践することが重要であろう。サプリメントは，あくまでも補助であることを忘れてはならない。安易な使用はかえって健康を阻害する危険性もあることを十分理解しておく必要がある。

【URL】
一般社団法人日本臨床栄養協会：https://www.jcna.jp/

アレルギー
allergy

[関連用語]: 抗原／マクロファージ／リンパ球／抗体／T 細胞／IgE／感作／Th1／Th2／アナフィラキシー

■アレルギーの原因は"免疫"にあり

　アレルギーには, ①特定の人に起こる, ②特定のものに対してのみ起こるという特徴がある。花粉症に悩む人は数多いが, もちろん何の症状もあらわれない人もいる。アレルギーに悩む人が, アレルギーなんかなければよいと思うのは当然であるが, 実は人間にとって不可欠な機能である「免疫」によって, アレルギーは引き起こされている。

　免疫は, 細菌やウイルスのような外からの異物に対抗するための機能である。このような異物(免疫機能の上では, **抗原**と呼ばれる)が体に侵入すると, まず**マクロファージ**と呼ばれる細胞に取り込まれ, そこで得た情報が**リンパ球**(白血球の一種であり, 後で述べる B 細胞や T 細胞からなる)に伝わる。その情報に基づいて**抗体**(たんぱく質の一種)が作られる。またリンパ球も増加する。病気が治ったあとも, 抗体やリンパ球は同じ微生物の再侵入の際には, 直ちにそれを退治するため, 病気は発症することがなくなる。これが免疫である。

　また人為的に免疫をつけるのが予防接種である。予防接種は, ポリオ, 麻疹, 風疹などそれぞれの病気に対して個別に実施することからわかるように, 特定の感染症に対する抗体・リンパ球はほかの感染症に対しては機能しない。抗原は抗体と鍵と鍵穴の関係にあり, 特定の相手しか結びつかない。このことはアレルギーが特定のものに対してのみ起こることと関係する。

　抗体がどのように体を守るかは, 相手によって異なるが, ウイルスが細胞内に侵入することを防いだり, 菌の毒性を抑えたりする。

　なお抗体は B 細胞によって作られるが, リンパ球には B 細胞のほかに, **T 細胞**と呼ばれるものがある。T 細胞は B 細胞をコントロールする役目を果たしている。T 細胞は自分の属する個体すなわち自分の体の細胞と, 病原体のような細胞を見分けることができるだけではなく, T 細胞自身も病原体などを破壊する能力をもっている。

■アレルギーはどのように人に危害を加えるか

　免疫は人の健康に大いに役立つ機能であるが, 人によっては時として大きな

問題を引き起こすこともある。それがアレルギーである。アレルギー発生のプロセスは複雑なので,花粉症を例にして考えてみよう。

　スギ花粉のような花粉が鼻の粘膜に入ってくると,それにB細胞が反応して抗体を作る。抗体は免疫グロブリンと呼ばれるたんぱく質であるが,5種類に分類されている。その一つが免疫グロブリンE(IgE)である。IgEはマスト細胞と呼ばれる細胞(皮膚や粘膜に多く,肥満細胞とも呼ばれる)に付着する。この状態が「感作」であり,アレルギー反応が起こる準備ができたことになる。そして再び花粉が体内に侵入し,マスト細胞にいるIgEと出会うとマスト細胞が活動を始め,アレルギー反応を引き起こす化学伝達物質(ヒスタミンなど)を放出する。これら化学伝達物質によってくしゃみ,鼻水,かゆみといったアレルギー反応が起こされる。

　もちろん,IgEに由来しないアレルギー反応もあるため,アレルギー発生のプロセスは実際には単純なものではない。

■アレルギーは増加しているのか

　アレルギー疾患が昔に比べて,増加したのではないかとよくいわれる。実際,喘息に限ってみても,増加していることが各国で報告されている。

　なぜ,増加しているのであろうか。それには,さまざまな説がある(表1)。

　これ以外にもストレスが原因の一つだともいわれている。

　そのような中,感染症の減少とアレルギー疾患との関係が近年注目されている。先に述べたT細胞であるが,T細胞の一つにヘルパーT細胞がある。ヘルパーT細胞は,免疫反応を進めるための司令を行う働きをもっているが,このヘルパーT細胞にも種類があることが知られている。1型ヘルパーT細胞(Th1)と2型ヘルパーT細胞(Th2)である。Th1とTh2は異なった役割をもっている。Th1は,主に細菌やウイルスに対して働く抗体を出すようにB細胞に働きかけ

表1　アレルギー増加の説

①住宅環境の変化	昔の住居と比較して,現代の住居は気密性が高まっている。そのことがアレルギーの原因となるダニやかびの繁殖を招いている。
②大気汚染	特にディーゼル車の排出ガス中の粉塵が,アレルギーを引き起こす原因の一つとされている。
③スギ花粉の増加	日本各地で植林された杉が成長し,花粉を多く出すようになったということも報告されている。

るが,Th2は,アレルギーと関係するIgEを出すように働くという違いがある。

　Th1とTh2は互いにバランスをとるように機能するが,細菌やウイルスなどの感染が起こりやすい状況では,Th1が優位に働く。逆に感染症が少ない状況ではTh2が優位に働くことになる。つまり感染症が減少してくるとともに,Th2が優位に働くようになり,その結果アレルギー疾患が増えたということである。クリーンな環境がアレルギー疾患を増やすという皮肉な結果をもたらしたわけである。

　しかしその後,Th1,Th2以外にもTh17細胞も関係していることが明らかになってきた。それまでいわれていたようなTh1とTh2だけのバランスだけで説明できるわけではなく,実はTh17も関与しているわけである。

　さらに近年,アレルギー反応を抑える制御性T細胞(Tレグ細胞)が注目されるようになった。Tレグ細胞は免疫系が過剰に反応することを抑える働きがあるため,アレルギー反応やその他の炎症反応なども抑制することができる。今後は,Tレグ細胞をコントロールすることでアレルギー治療につながることが期待されている。

■アナフィラキシーショックへの対応

　表2は公益財団法人日本学校保健会が実施した平成25年度「学校生活における健康管理に関する調査」によるアレルギー疾患の実態(有症率)をあらわしたものである。平成16年度にも同様の調査が行われているが,全体で比較するとアトピー性皮膚炎以外はすべて平成25年度の数値が高かった。特に,食物アレルギーの罹患率は約1.7倍,アナフィラキシーは約3.4倍と大きく増加していた。

　この中でもアナフィラキシーは死に直結する可能性がある。アナフィラキシーは皮膚症状,消化器症状,呼吸器症状が急速にあらわれたアレルギー反応であり,血圧低下や意識の低下があらわれる場合を特にアナフィラキシーショックと呼ぶ。アナフィラキシーショックの原因は大部分が食品であるが,昆虫による刺傷(たとえばハチ)でも発生する。

　もしアナフィラキシーショックが起きた場合は,迅速に対応しなければならない。アナフィラキシーショックと思われる症状がみられた場合は,ただちにアドレナリン自己注射薬であるエピペン®を使用し,同時に救急車を要請する。もし反応がなく呼吸をしていない場合は心肺蘇生を行う。エピペン®は本人もしくは保護者が注射するものであるが,もし意識がないなど本人が注射できない

表2　児童生徒のアレルギー疾患の実態

(%)

	小学校	中学校	高等学校	中等教育学校	全　体
ぜん息	6.78	5.29	3.83	4.27	5.79
アトピー性皮膚炎	5.48	4.62	3.84	5.12	4.93
アレルギー性鼻炎（花粉症含む）	11.87	15.21	12.19	20.67	12.84
アレルギー性結膜炎（花粉症含む）	5.38	6.27	4.52	6.51	5.45
食物アレルギー	4.50	4.71	3.95	4.97	4.45
アナフィラキシー	0.60	0.40	0.25	0.27	0.48
エピペン保持者	0.37	0.19	0.07	0.13	0.26

平成25年度「学校生活における健康管理に関する調査」より筆者作成

　場合は，その場に居合わせた第三者が本人に代わって注射しても問題がないとされる。これはやむを得ない緊急措置として行われるものであり，医師法違反にならないと考えられるためである。なお前述の学校での調査では，エピペン®保持者は小学生0.4％，中学生0.2％，高校生0.1％であった。

【文献】
1)　多田富雄監修，萩原清文著『好きになる免疫学　「私」が「私」であるしくみ』講談社，2001
2)　斎藤博久『アレルギーはなぜ起こるか　ヒトを傷つける過剰な免疫反応のしくみ』講談社 2008
3)　公益財団法人日本学校保健会「学校のアレルギー疾患に対する取り組みガイドライン令和元年度改訂」2019
【URL】
『アレルギー疾患』総合リンク集：http://www.sinbun.co.jp/kenkou/allergy/allergy.html
公益財団法人日本アレルギー協会：http://www.jaanet.org/

その他のキーワード

健康

　WHO が定義した健康の定義(「身体的,精神的,社会的に完全に良好な状態であり,単に病気がないこと,あるいは虚弱でないことではない」)は有名だが,1998年にこの定義を改正しようという動きがあった。

　これまでの定義に"spiritual"と"dynamic"の二つを加えるというものである。この二つを訳さずにそのまま加えてみると,改正案は「身体的,精神的,spiritual,社会的に完全に良好なdynamic 状態であり,単に病気がないこと,あるいは虚弱でないことではない」となる。

　改正案が出された背景には西洋医学偏重に対して,伝統医療を重視する一部の国々が,宗教的背景にもとづく健康観をもり込みたいという主張をもっていたためだという(日本公衆衛生雑誌,第47巻第12号,2000)。日本でも"spiritual"と"dynamic"をどう訳すか,とくに"spiritual"は「霊的」か「宗教的」か,などと議論されていたが,結局 WHO は健康の定義の改正を見送った。

　確かに特定の宗教的健康観は,全世界としては普遍性をもたないかもしれない。しかし,健康が QOL との関係で語られる今,本当に人々に幸福をもたらすための健康施策を進めていくためには,もっと柔軟に健康の概念をとらえていく必要があるのかもしれない。

特定保健指導

　「メタボリックシンドローム」の項で取り上げた特定健康診査によって,メタボリックシンドロームのリスクがあると診断された者は,特定保健指導を受けることになる。特定保健指導は「動機づけ支援」と「積極的支援」の二通りに分けられ,早期介入によって生活習慣病の発症を防ぐねらいがある。動機づけ支援とは,対象者本人が自分の生活習慣の改善すべき点などを自覚して,自ら目標を設定し行動に移すことができるように,医療関係者によ

る面接(原則1回)を実施するものである。

　また積極的支援も本人の主体的な取り組みを支援する点は動機づけ支援と同様であるが,より具体的に対象者の行動変容をめざしている。手順としては,初回時に面接を行い,その後3か月以上の継続的な支援を行う。

　なお特定保健指導では,従来のような健診に付随した保健指導とは異なり,対象者にとって実践可能な行動目標・行動計画を策定して,指導後も結果の評価を行う。

薬機法

　一般的医薬品(いわゆる大衆薬)はこれまでリスクの程度にかかわらず一律の扱いであったが,改正薬事法(2006年)によってリスクの程度に応じて三つに分類された。すなわち,第一類:一般用医薬品として使用経験が少ないなど,安全性上特に注意を要するもの,第二類:まれに入院相当以上の健康被害が生じる可能性がある成分を含むもの,第三類:日常生活に支障をきたす程度ではないが,身体の変調・不調を起こすおそれがある成分を含むもの,である。

　リスクに関する情報提供は,第一類については薬剤師が行うこととし,第二類と第三類については薬剤師もしくは登録販売者が行うこととなっている。ここでいう登録販売者とは,薬事法の改正にともなって行われる試験に合格し,登録を受けた者であり,薬局以外の店舗販売業もしくは配置販売業に従事する。一般用医薬品の大部分が,登録販売者を通じて販売できることになり,ドラッグストアはもちろん,コンビニやスーパーなどでも多くの一般用医薬品を購入できるようになった。

　2014年に薬事法は「医薬品,医療機器等の品質,有効性及び安全性の確保等に関する法律(薬機法)」と名称変更された。

II.

性と生，
そして保健医療を
理解するために

性と生（誕生から老いまで）という健康の基本テーマは，少子化と高齢化社会を背景にして，常に新たなキーワードを生み出している。

また時代の流れとともに，保健医療サービスは社会から与えられるのではなく，私たち自身の意思決定に基づいて，適切に利用するという方向が，今，見えてきている。

【………健康教育的映画ガイド………】
先進医療がもたらす希望と絶望

『ガタカ』（1997年　アメリカ）

新しい命が誕生する場面は，幸福感と期待に満ちた瞬間である。しかしビンセントは，誕生直後の血液検査で次のような宣告を受ける。

「神経疾患の発生率60％…心臓疾患は99％，早死にする可能性あり。推定死亡年齢30.2歳」

映画『ガタカ』の舞台となっているのは，遺伝情報がすべてを決定する社会である。遺伝子操作によって優良な遺伝子をもった受精卵から誕生するのが普通とされる社会で，主人公ビンセント（イーサン・ホーク）は何の操作もされずに誕生した。それゆえ，「不適正者」としての運命に左右されることになる。

ビンセントの夢はガタカに入り，宇宙飛行士になることであった。ガタカとは，宇宙飛行士を養成し，彼らを宇宙へ送り出す機関である。しかし，「不適正」の烙印を押されたビンセントには，ガタカに採用される機会は与えられてはいない。ところが夢をあきらめないビンセントにチャンスが訪れた。それは，事故によって挫折した「適正者」ジェローム・ユージーン・モロー（ジュード・ロウ）になりすますことである。ジェロームの協力によって血液検査，尿検査を潜り抜け，念願のガタカに採用されたビンセントだったが，ガタカ内で起きた殺人事件によって，そこにいるはずのないビンセントの存在があぶり出されていく……。

遺伝子がすべてを決定する世界は，一見荒唐無稽かもしれない。しかしガタカの描く世界は，完全なフィクションではない。たとえば，重篤な遺伝病を避けるため，病気の原因となる遺伝子をもつ受精卵を遺棄し，健康な受精卵で受胎させる生殖医療はすでに行われている。また簡単なキットを用いて，誰もが遺伝子検査を受けることが可能となった。この映画のように，思い通りの子供を誕生させる「デザイナーベビー」の世界は，実はSFではなく現実の問題なのである。

確かに，医療技術の多くは私たちに恩恵をもたらしてくれる。しかし脅威となるのは，それにともなう優生思想である。ナチス・ドイツを例に出すまでもなく，優生思想は国の施策と結びつきやすい。日本でも優生保護法という名前が母体保護法に改正されたのは，1996年のことである。健康で優秀な子供がほしいと願うのは親の気持ちとしては自然なことだろうが，これが国家の指針となると話は別である。

だからこそ生殖医療や遺伝子治療が進歩・普及していく過程においては，常に倫理面での検討を欠くことができない。『ガタカ』のもつテーマは，日進月歩の生殖医療技術が暴走することへの警鐘でもあるのだ。

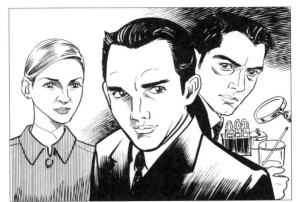

　困難を乗り越えてきたビンセントに，宇宙へ飛び出す時が訪れるが，彼は「不適正者」であることをもう隠しはしなかった。ビンセントが「不適正者」と知ったガタカの検査官は，「息子は君のファンなんだ」とビンセントをそのまま宇宙へ送り出す。実は検査官の子供もまた「不適正者」であり，そんな彼や彼の子供にとってビンセントは希望だったのだ。

　主役のビンセントを演じたイーサン・ホークは，デビュー作『エクスプローラーズ』（1985年）でも宇宙にあこがれる少年を演じていた。またジェロームを演じたジュード・ロウは，『オスカー・ワイルド』（1997年）や『リプリー』（1999年）で何かと男性どうしのからみが多い印象のある俳優だが，この映画でもビンセントと不思議な友情関係を結ぶ。ビンセントの影ともいえるジェロームは，ある面ビンセント以上にインパクトがある役柄でもある。ビンセントの相手役アイリーンは，この映画がきっかけでイーサン・ホークの私生活のパートナーとなったユマ・サーマンが演じている（その後，パートナー関係は解消）。

　監督はこれが初作品となるアンドリュー・ニコル，音楽を担当しているのは『ピアノ・レッスン』（1993年）などで知られるマイケル・ナイマン。

　この映画はSF作品でありながら，流行のコンピュータ・グラフィックスはほとんど使用されていない。しかし，非常にクオリティの高い作品となっている。少なくとも同じSF映画の『インディペンデンス・デイ』（1996年）の1,000倍は，すばらしい映画だと，私は思っている。

『ガタカ』　■原題: Gattaca　■監督: アンドリュー・ニコル　■音楽: マイケル・ナイマン　■主な出演者: イーサン・ホーク，ジュード・ロウ，ユマ・サーマン

ゲノム医療
（げのむいりょう）

[関連用語]：遺伝性疾患／遺伝子検査／出生前診断

■遺伝・ゲノム医療の発展

　がんや難病の分野では，個人の体質や病状に適したより効果的かつ効率的な疾患の診断，治療といった**ゲノム医療**の実用化が始まっている。さらに生活習慣病においても，ゲノム情報，環境，生活習慣に基づいた個別の予防・治療法の実現に向けたゲノム研究が進められている。その背景には，病気や量的形質との関連を統計的に調べるゲノムワイド関連解析や大規模なゲノムコホート研究が世界各国で進められるという研究の急速な進展がある。

　医療以外でも，例えば一般消費者がインターネット等を通じて疾患発症リスクや体質（太りやすさ，美肌など）を統計データと比較して評価する「消費者向け遺伝子検査ビジネス」の市場拡大のほか，老化予防や美肌を謳う遺伝子コスメ等の商品情報を耳にする機会が増えている。

■ゲノムとは何か？

　ところでゲノムに関する用語を整理しておきたい。ゲノムとはすべての遺伝情報のことであり，具体的には DNA（デオキシリボ核酸）の配列情報である。DNA は4種類の塩基（G：グアニン，A：アデニン，T：チミン，C：シトシン）で構成され，これらの塩基の配列がゲノムデータである。混乱しやすいのがゲノムと遺伝子の違いであるが，遺伝子は個体の形態や機能を発現させるためにたんぱく質を作り出す役割をもつゲノムの一部分である。

　遺伝と遺伝子の違いについても誤解されやすい。遺伝という用語の一般的な意味は，生物の形質が生殖によって親から子へと伝わることを指す。遺伝子の変異による**遺伝性疾患**は必ずしも子孫に継承されるものではない。しかし遺伝性疾患は常に親から子に伝わると誤解されやすく，遺伝，ゲノムそして遺伝性疾患に関する日本の一般市民の理解度は高くない。

■遺伝性疾患の遺伝要因と環境要因

　遺伝性疾患には単一遺伝子病，多因子遺伝疾患，染色体異常症などの種類がある。単一遺伝子疾患は一つの遺伝子が変異することで発症する疾患であり，メンデルの法則が当てはまる。

多因子遺伝疾患は複数の遺伝子が関係する疾患である。多くの遺伝性疾患では遺伝要因だけではなく，環境要因が関与していることが明らかになっている。また糖尿病，高血圧症のような生活習慣病や，感染症のなりやすさ（易罹患性）にも遺伝要因がかかわっている（**図1**）。それぞれの疾患に対する感受性遺伝子が明らかになると，それをターゲットとした治療が可能となる。

なお染色体異常症は染色体の数や構造に異常が生じる疾患の総称である。

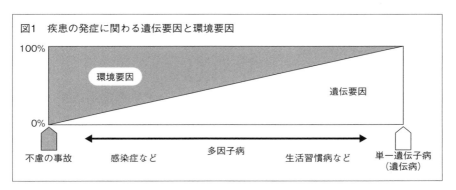

図1　疾患の発症に関わる遺伝要因と環境要因

■ゲノム医療の実際

遺伝性疾患へのゲノム技術の応用については，まず**遺伝子検査**が挙げられる。遺伝子検査としては前述の単一遺伝子病に関係する遺伝子について検査するものがあり，保険適用となっているものも多い。またパネル検査は特定の疾患の発症にかかわる複数の遺伝子のセットを一度に調べる方法である。これによって新たな遺伝子変異が見つかることもある。その他，薬剤の効果や副作用を薬剤の投与前に調べるコンパニオン診断がある。もしターゲットとなる遺伝子変異が見つかれば薬剤の効果が期待できるが，もし見つからない場合は効果がないことになる。また**出生前診断**では染色体やDNAの検査が行われ，受精卵の遺伝子を検査する着床前検査もある（生殖医療を参照）。

現時点ではゲノム医療の多くは検査領域で応用されているが，今後は疾患の原因となる遺伝子を修復したり，遺伝子発現を制御したりする治療が進むことが予想される。

生殖医療
（せいしょくいりょう）

[関連用語]：人工授精／体外受精／出生前診断／代理出産／クローン技術

■人工授精と体外受精

　生殖医療（もしくは生殖補助医療）の発展は，健康な子供の誕生を願う親にとっての光明である。しかしながら，生殖医療の実際は，国民のコンセンサスや倫理的な検討に比べて，医療技術のほうが先行しているというのが実態ではなかろうか。

　一般的な生殖医療としては人工授精と体外受精が知られている。人工授精は器具を使って精子を女性の体内に直接注入する方法であり，精子を送り込むという意味から「受精」ではなく「授精」という用語が使われる。世界で最初に行われた人工授精は，200年以上も前の1799年であり，非配偶者間による人工授精も1880年に行われている。生殖医療というと，新しいという印象があるが，実は長い歴史があるのである。

　人工授精に対して体外受精の歴史は浅い。世界最初の体外受精児ルイズ・ブラウンが誕生したのは1978年である。しかし現在，日本でも年間約6万件の体外受精が行われている。体外受精は，排卵誘発や人工授精では妊娠が困難な場合に用いられる方法であり，まず十分に成熟した卵子を腔から挿入した針で採取し，精子を加えて体外の培養プレート上で受精させる。そして受精卵が4〜8細胞に分割したら，子宮に戻して着床させる。体外受精では，女性側の卵管障害が原因の場合だけではなく，男性側に不妊の原因がある乏精子症のような場合にも有効である。

　体外受精や人工授精に際し，希望する素質をもった子供を得るために，卵子・精子の提供者を選択して誕生した子供をデザイナーベビーと呼ぶ。

■出生前診断

　出生前診断は，生まれてくる子供に先天的な疾患が疑われる場合に行うことができる技術である。1960年代から行われている羊水検査は，羊水の一部を抜き取って，胎児からはがれ落ちた組織を検査する方法である。これはダウン症などの原因となる染色体異常を調べるためであり，ハイリスクとされる高齢出産の妊婦が行うケースが多い。また，異常が発見された場合には，人工妊娠中絶を

望むケースが多いという。

　2013年より NIPT（出生前遺伝学的検査）と呼ばれる方法が日本で導入された。妊婦から採血した血液を検査することで染色体異常を判定できるものである。ただし陽性の場合は羊水検査で再確認することが一般的である。

　また体外受精させた受精卵の一部を取り出して，遺伝子診断をする方法も進歩してきた。これは着床前診断であり，重篤な遺伝性疾患が予想される場合に行われる。この方法だと，異常が確認された受精卵は廃棄し，異常がなければ受精卵を母親の子宮に戻すことができる。日本では日本産科婦人科学会倫理委員会によって，ある種の染色体異常が原因となる習慣流産に対して着床前診断を認めている。

　また，不妊症の治療に排卵誘発剤が用いられるようになったことから，多胎妊娠（二人以上を同時に妊娠する）が増加し，状況によっては減数（胎）手術も行われるようになった。したがって日本では，母体保護法によって三人以上の妊娠の場合に減数（胎）手術を行うことができることになっている。

　しかし，このような出生前診断や減数（胎）手術では，生命の選別になるのではないかということ，つまり優生思想につながるのではないかという点が問題視されている。

■親子関係と生命倫理

　精子，卵子，子宮の組みあわせについては次の8タイプが考えられる（**表1**）[2]。

　①と⑧は自然な出産であるが，ほかは人工的な出産である。現在，日本では出産した女性が母親と認められている。したがって②，⑤，⑥は非配偶者が出産することになり，妻がそのまま母親になることはできない。日本の場合には，代理母は公式には認められていないわけである。

表1　精子，卵子，子宮の組みあわせ

①不妊でない夫婦の場合	自精子　自卵子　自子宮
②借り腹（ホスト・マザー）の場合	自精子　自卵子　他子宮
③卵子だけ提供を受ける場合	自精子　他卵子　自子宮
④ドナーによる人工授精の場合	他精子　自卵子　自子宮
⑤代理母（サロゲート・マザー）の場合	自精子　他卵子　他子宮
⑥精子と子宮の提供の場合	他精子　自卵子　他子宮
⑦精子と卵子の提供の場合	他精子　他卵子　自子宮
⑧完全他人の場合	他精子　他卵子　他子宮

　かつて，体外受精は配偶者間に限るという日本産科婦人科学会の会告があったが，非配偶者の卵子を使った体外受精が行われた後，追認されている。日本では，代理母出産（**代理出産**とも略される）は公式には認められていないが，実際には行われていることから，議論を呼んでいる。いっぽう，米国では，代理出産はめずらしくないが，出産後にさまざまなトラブルが生じているのも事実である。

　日本の生殖医療は，国民のコンセンサスや倫理的な検討以前に，医療技術のほうが先行してしまったという実態がある。したがって，より明確なルール作りが求められているのである。

　また，このような生殖医療技術（ART）は出産年齢のバリアフリー化も生じさせている。2001年夏には60歳の女性が出産したと報道され，注目を集めた。海外で第三者の卵子の提供を受けて体外受精を行い，日本国内で出産したものだが，今後も同じような高齢出産が行われるかもしれない。

■代理出産をめぐる議論

　前述したように，代理出産はさまざまな問題を抱えながら，実際には日本国内でもすでに実施されており，出産が困難な女性の実母や姉妹などが，代理出産しているケースが多いことが報告されている。また，厚生労働省が2007年に実施した代理出産に関する国民の意識調査によると，半数以上が代理出産を「社会的に認めてよい」と回答した結果が得られた。これまでの生殖医療技術と同様に，医療の実施や社会的な容認が，法整備よりも進んでいる実態がうかがえる。

　それに対して日本学術会議の「生殖補助医療の在り方検討委員会」では，2006年末から1年余りの審議を経て，法による代理出産の規制を求めた報告書を国会に提出した（2008年3月）。委員会から制定を求めている「生殖補助医療法」（仮称）には，営利目的で代理出産にかかわった医師や依頼者などを処罰する内容も含まれている。委員会の検討では，子供をもちたいという希望をもつ親の立場だけではなく，生まれてくる子供の権利や，出産する代理母への影響なども配慮したとされている。

　なお2013年には日本医師会生殖補助医療法制度化検討委員会が，生殖補助医療の実施に関する法律案を提案した。

■究極の生殖医療

　これまでの体外受精を超えた生殖医療が，現実のものとなりつつある。その代表が**クローン技術**である。クローンとは，元のものとまったく同じ遺伝情報をも

つ生物個体を意味している。クローンを作るためには，一般に卵割した受精卵の割球を用いるが，体細胞からクローンを作ることも可能となった。1997年イギリスで，成長した牛の乳腺細胞を用いた体細胞クローン羊「ドリー」が作られ，話題となった。その後日本でも体細胞を使用して，クローン牛が作られている。しかしこのようなクローン技術が進歩すると，人間に応用される可能性も高まってくる。

　このような状況の中，日本では2000年に「ヒトに関するクローン技術の規制に関する法律」によってクローン人間の産生が禁止された。日本のみならず世界的にもクローン人間を禁止する方向であるが，2001年初めに米国の生理学者とイタリアの医師がクローン人間計画を発表して，注目を集めた。その計画とは，無精子症の夫の体細胞から核を取り出して，妻の核を除いた未受精卵に移植し，その後妻の子宮に戻して出産するというものである。それによって，夫の遺伝子をそのまま受け継いだ子供が生まれることになる。第三者の精子を用いることなく，夫婦は自分たちの子供を産むことができるわけである。また，米国の葬儀社が，故人のDNAを保存するサービスを始めているという報道もあった。故人のDNAを残しておけば，子孫が遺伝病になりやすいかどうかを判定するのに使えるというものなのだが，将来クローン人間を作るために利用される可能性は否定できない。

　暴走しかねない生殖医療とその研究を規制するため，厚生労働省と文部科学省は「ヒト受精胚の作成を行う生殖補助医療研究に関する倫理指針」を策定して遵守すべき事項を定め，生殖補助医療研究の適正な実施を図っている。具体的には，ヒトの卵子や精子の入手法，ヒト受精胚の取扱い，そして研究体制の在り方について遵守すべき倫理規定を示している。

【文献】
1)　日本学術協力財団編『生殖医療と生命倫理』ビュープロ, 1999
2)　加藤尚武『脳死・クローン・遺伝子治療　バイオエシックスの練習問題』PHP新書, 1999
3)　辻村みよ子『代理母問題を考える』岩波書店, 2012
【URL】
文部科学省ライフサイエンスの広場「生命倫理・安全に対する取組」：
http://www.lifescience.mext.go.jp/bioethics/index.html

【⋯⋯健康教育的映画ガイド⋯⋯】
女性となった夫を愛する妻の物語

『リリーのすべて』（2015年　イギリス／アメリカ／ドイツ）

1920年代のデンマークを舞台とした画家夫婦の物語である。夫のアイナー・ヴェイナーは風景画家としての名声を得ていたが，肖像画を描く妻のゲルダへの評価は夫に及ばなかった。性格も対照的で，アイナーが繊細でシャイな性格なのに対して，ゲルダは野心的で自信家であった。

　ある日アイナーは，ゲルダに頼まれて女性モデルの代わりにストッキングとドレスを身に着け，ゲルダの絵のモデルとなった。その時，アイナーは美しいドレスに強く惹きつけられた。また別の日には妻の下着を身に着ける。妻は寝入った夫の姿を描くが，それは女性の姿であった。ゲルダは冗談で彼を女装させ，アイナーの従妹のリリーとしてパーティーに連れていく。そこでリリーはある男性から突然キスをされる。

　ついに自分の中の女性に目覚めるアイナー。それを見てとまどい，苛立つゲルダ。リリーは実際には存在しない人物だったはずだったが，アイナーにとってリリーは本当の自分であった。リリーは女装してパーティーでキスした男性と密会するようになる。徐々に体調を崩したアイナーに下された診断結果は精神疾患であった。心配したゲルダはパリにアイナーを連れていき，やがてアイナーは自分に救いの手を差し伸べてくれる医師と出会い，性別適合手術を受けることになる。

　原作は『世界で初めて女性に変身した男と、その妻の愛の物語』（デヴィッド・エバーショフ著）であるが，男性から女性へ世界初の性別適合手術を受けたリリー・エルベ（手術後の氏名）の実話に基づくものである。実際のリリー・エルベは卵巣や子宮の移植手術も受けていたが，当時の医療では拒絶反応を防げず，結果として命を落とすことにつながったとされる。また現実のゲルダも映画と同様に，リリーを最後まで支え続けたということである。この映画はアイナー（リリー）の物語であるとともに，ゲルダの物語でもある。1920年代であれば，トランスジェンダーは当時の人々には理解しがたいことだったであろう。まして自分の配偶者の性別が突然変わるということは少なからずショックであったと思われるが，それを乗り越えてリリーを認めたゲルダ，そして「アイナーは正しい」と診断した医師に出会ったことでリリーは現実の人間として存在することができた。

主演のエディ・レッドメインはスティーヴン・ホーキング博士を演じた「博士と彼女のセオリー」(2014年, イギリス)で第87回アカデミー賞・主演男優賞を受賞し, 本作でも第88回アカデミー賞・主演男優賞にノミネートされた。一方ゲルダを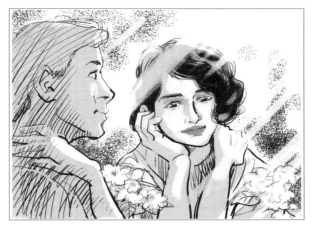演じたアリシア・ヴィキャンデルは, 本作で第88回アカデミー賞・助演女優賞を受賞した。その後エディ・レッドメインは「ハリー・ポッター」シリーズのスピンオフ作品「ファンタスティック・ビースト」シリーズで, 主役のニュート・スキャマンダーを演じている。またアリシア・ヴィキャンデルは,「トゥームレイダー ファースト・ミッション」(2018年, アメリカ)でかつてアンジェリーナ・ジョリーが演じた主役ララ・クロフトを演じている。

ところで LGBT をテーマにした映画は数多い。有名な作品としては「ボーイズ・ドント・クライ」(1999年, アメリカ)や「ブロークバック・マウンテン」(2005年, アメリカ)が挙げられるであろう。「ボーイズ・ドント・クライ」もトランスジェンダーをテーマとしているが, 体は女性だが男性を自認するブランドン(ヒラリー・スワンク)の物語である。これも実話が基になっているが, ブランドンが殺害されるという悲劇的な内容となっている。「ブロークバック・マウンテン」は愛し合う二人の男性の物語であるが, アカデミー賞監督賞を受賞するなどアメリカ内外で高い評価を受けた作品である。

『リリーのすべて』　■原題: The Danish Girl　■監督／製作:トム・フーパー　■原作:『世界で初めて女性に変身した男と, その妻の愛の物語』　■主な出演者: エディ・レッドメイン, アリシア・ヴィキャンデル

LGBT
Lesbian Gay Bisexual Transgender

[関連用語]：性的指向／性自認／性的マイノリティ

■ LGBTとその関連用語

　近年，多様な性の考え方は社会に浸透し，また社会的に認知されるようになってきた。LGBTという用語も同様である。LGBTはLesbian（レズビアン，女性同性愛者），Gay（ゲイ，男性同性愛者），Bisexual（バイセクシュアル，両性愛者）およびTransgender（トランスジェンダー，性別越境者すなわち体の性と心の性が一致しない人）の頭文字をとったものである。LGBは性的指向すなわち好きになる性別をそれぞれあらわしたものであり，Tは性自認すなわち自分の性をどのように認識しているかをあらわしているものである。なおLGBTにQを加えてLGBTQと示されることもある。この場合Qとは，Questioning（クエスチョニング，性的指向や性自認が決まっていない）を示している。またその他も含めてLGBTQ+ という表記もみられる。

　電通ダイバーシティ・ラボが2018年に20〜59歳6万人を対象に行った「LGBT調査2018」によると，LGBT層に該当する人は8.9％であった。この調査は，前述のクエスチョニングやその他も含むLGBTQ+ 調査となっている。性的マイノリティとはいえ，全体の1割弱の人たちが該当することになる。

■ LGBTに対する差別・偏見

　長い間，LGBTの人々は周囲から差別や偏見に苦しんできた歴史がある。かつて同性愛は性倒錯の一つととらえられていた。現在はLGBTに対する理解も高まり，例えば性同一性障害もDSM-5以降は性別違和という用語に変わっている。しかし社会の中では差別や偏見を簡単に払しょくできるものではない。

　図1は内閣府の「人権擁護に関する世論調査」（2017年）による性的指向に関する質問への回答である（複数回答，対象者1,758人）。質問文は「あなたは，異性愛，同性愛，両性愛といった性的指向に関し，現在，どのような人権問題が起きていると思いますか」であるが，「差別的な言動」をされることを認識している人が約半数であった。

　日本では2003年に「性同一性障害者の性別の取扱いの特例に関する法律」が成立した。この法律によって戸籍上の性別の変更が可能となった。しかし現在先進

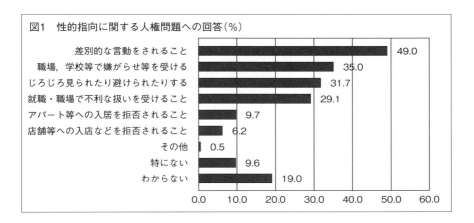

図1　性的指向に関する人権問題への回答（%）

国では多くの国で同性婚が認められているが，日本では法的に認められていない。前述の「LGBT調査2018」によると，78.4％の人たちが同性婚に賛成していた。法律の整備よりも前に，社会の中でのLGBTへの理解が高まったと考えられる。

■学校におけるLGBT

　学校教育においてもLGBTに関する取組みが行われている。2013年には「学校における性同一性障害に係る対応に関する状況調査」が実施され，性同一性障害に関する教育相談等が606件あったことが報告されている。また学校内では服装やトイレ・更衣室の利用などにおいて個別対応が比較的多く行われていることが明らかになった。その後，「性同一性障害や性的指向・性自認に係る児童生徒に対するきめ細かな対応等の実施について（教職員向け）」が2016年に発刊されており，教育現場での具体的な対応が示されている。しかし教科等ではLGBTに関する学習は，一部教科書での記載を除き取り上げられることはない。

【文献】
文部科学省「性同一性障害や性的指向・性自認に係る児童生徒に対するきめ細かな対応等の実施について（教職員向け）」2016
【URL】
電通ダイバーシティ・ラボ LGBT調査2018：https://dentsu-ho.com/booklets/347
法務省人権擁護局　多様な性について考えよう～性的指向と性自認～：
http://www.moj.go.jp/JINKEN/LGBT/index.html

セクシュアル・ハラスメント
sexual harassment

［関連用語］：男女雇用機会均等法／ブライトン宣言

■どこでも起こり得るセクシュアル・ハラスメント

　相手を不快にさせる言動は，受け手のとらえ方によって異なる。しかし異性に対する性的な言動は，相手を不快にさせ，時には深く傷つけてしまう結果を招く。言葉や行動に移す前に，相手が不快な気持ちを抱くだろうかと考えることから，**セクシュアル・ハラスメント**への対策は始まるといえるであろう。

　セクシュアル・ハラスメントはどのように定義されているのか。**男女雇用機会均等法**によると，職場におけるセクシュアル・ハラスメントとは「職場において行われる性的な言動に対するその雇用する女性労働者の対応により当該女性労働者がその労働条件につき不利益を受けること」（対価型セクシュアル・ハラスメント）または「職場において行われる性的な言動により当該女性労働者の就業環境が害されること」（環境型セクシュアル・ハラスメント）としている。対価型セクシュアル・ハラスメントとは，たとえば上司部下の関係において，人事権をちらつかせながら性的関係を要求するような場合である。環境型セクシュアル・ハラスメントとは，社内にヌードポスターを貼る，社員の日常的な会話の中で性的な事柄を話題にするなどが当てはまる。**表1**はセクシュアル・ハラスメントの定義と内容を人事院が示したものである。

　セクシュアル・ハラスメントは職場だけのことではなく，大学などで起きたセクシュアル・ハラスメントがマスコミに取り上げられることはめずらしくない。たとえば教師と学生との間であれば，成績，卒業，進学などに対する支配力をもつ教師の立場が，学生に対し対価型セクシュアル・ハラスメントを引き起こすことは十分に考えられる。そのため，現在では多くの大学において，セクシュアル・ハラスメントについての相談窓口を設けるようになった。

■スポーツにおけるセクシュアル・ハラスメント

　しかし大学生だけではなく，より年少の中学校や高等学校においてもセクシュアル・ハラスメントが起きているという指摘がある。特に運動部活動において，指導者と部員という関係は，一般的な教師と生徒間の関係以上に，支配的な関係が成り立ちやすい。スポーツ指導の場面におけるセクシュアル・ハラスメントに

表1　セクシュアル・ハラスメントの定義と内容（人事院より）

セクシュアル・ハラスメントとは
①他の者を不快にさせる職場における性的な言動
・職員が他の職員を不快にさせること
・職員がその職務に従事する際に接する職員以外の者を不快にさせること
・職員以外の者が職員を不快にさせること
②職員が他の職員を不快にさせる職場外における性的な言動
・「性的な言動」とは，①性的な関心や欲求に基づくものをいい，②性別により役割を分担すべきとする意識に基づく言動，③性的指向や性自認に関する偏見に基づく言動も含まれます。
・セクハラは男性から女性に行われるものに限らず，女性から女性，女性から男性，男性から男性に対して行われるものも対象になります。
・職員間においては，場所・時間の限定はありません。
・基本的に受け手が不快に感じるか否かによって判断します。

対しては，「女性とスポーツに関するブライトン宣言」によって，スポーツのあらゆる場面において女性の権利や尊厳を尊重することが示されている。その中に指導という場面が含まれるのは，もちろんのことである。

■セクシュアル・ハラスメントのない環境を

セクシュアル・ハラスメントは，もっとも問題なのがそれを行う本人であることは間違いないが，そのような環境を黙認している監督者たちにも責任がある。特に職場におけるセクシュアル・ハラスメントでは，それを放置している上司に対しても，使用者責任が問われることが少なくない。職務に関連したセクシュアル・ハラスメントは，会社そのものの不法行為として，損害賠償責任を問われることがある。職場や学校で一人ひとりが十分注意することも大切だが，セクシュアル・ハラスメントが起こるような環境を作らないこと，もし問題が発生したら監督者はすみやかに事実確認を行い，適切な対策を行うこと，そして再発防止の措置を必ず講じることが求められている。

なお，表1はセクシュアル・ハラスメント防止対策を進める上で，踏まえるべき視点を東京都産業労働局がまとめたものである。

ドメスティック・バイオレンス
domestic violence

[関連用語]：DV 防止法／デート DV／ストーカー規制法

■ドメスティック・バイオレンスの実態

ドメスティック・バイオレンス（以下 DV と略す）は，家庭内での暴力を意味する言葉であるが，通常は配偶者または恋人からの暴力を指している。配偶者による暴力という意味では，Spousal Violence という用語もある。

DV の被害者は，多くの場合女性である。DV の内容としては，身体的な暴力（性行為の強要を含む）と精神的な暴力（おどし，無視，行動の制限など）がある。お金を取り上げたり（あるいは渡さない），大切にしているものを壊したりするような行為も DV の一部といえるであろう。

DV はすべての社会で，いつの時代にもあったと考えられるが，欧米で注目され始めたのが1970年代である。1995年の第4回世界女性会議では，女性に対する暴力の根絶が大きな課題となった。しかし日本において DV が社会的な問題となってきたのは，20世紀も終わりに近づいてからである。

では DV の実態はどうなっているのだろうか。2017年に内閣府男女共同参画局が実施した「男女間における暴力に関する調査」[1]によると，配偶者からの暴力について女性の約3人に1人，男性の約5人に1人は，被害を受けたことがあり，女性の約7人に1人は何度も受けていた。また交際相手からの暴力の被害経験では，女性の約5人に1人，男性の約9人に1人が被害を受けていた。さらに女性の約13人に1人は無理やりに性交等をされた経験があると回答した。

DV の背景には，加害者側の問題だけではなく，被害者が「自分にも悪いところがある」「自分さえがまんすれば」と考えてしまい，相談をためらってしまうという状況もある。

■ DV 防止法の制定

DV 防止法（配偶者からの暴力の防止及び被害者の保護に関する法律）が2001年10月に施行された。この法律では，被害者が配偶者から重大な危害を受ける危険性がある場合には，保護命令を申し立てることが可能になった。保護命令とは，加害者が被害者に接近することを禁止したり，加害者を住居から退去させたりするというものである。また DV に悩む被害者からの相談を受けたり，被害者を

一時的に保護したりする「配偶者暴力相談支援センター」が各都道府県に設けられることになった。

DV防止法は2001年の施行以降,数回に渡って改正されたが,2007年(2008年施行)には被害者への電話・Eメールが禁止されるなど,保護命令制度が拡充された。さらに2013年の改正(2014年施行)では,生活の本拠を共にする交際(婚姻関係における共同生活に類する共同生活を営んでいないものを除く)をする関係にある相手からの暴力及びその被害者について,この法律を準用することになった。

■デートDVの問題

特に若年層で問題になっているのが「デートDV」である。デートDVに明確な定義があるわけではないが,一般に恋人同士間での暴力行為であり,その内容は一般的なDVと同様である。デートDVに関する調査は,いくつかの地方自治体や民間団体が実施している。やや古い調査ではあるが,横浜市が2007年に高校生・大学生を対象に実施した調査では,身体への暴力や言葉の暴力に加え「メールのチェックや友達づきあいを制限する」や「デートの費用やお金を無理やり出させる」を含む被害経験は女性で26.7%,男性では14.9%であった。特に大学生女子では34.8%であった[2]。

このようなデートDVに対してはDV防止法が適用されるとは限らない。それはDV防止法が同居している交際相手からの暴力には適用され,同居していない場合は適用外であるためである。ただしデートDVの場合は刑法の暴行罪,傷害罪等が適用される可能性がある。もし同意のない性交を強要した場合は強制性交等罪で罰せられる。

なお特定の相手につきまとう等の行為を繰り返す,いわゆる「ストーカー行為」については,**ストーカー規制法**が適用される。ストーカー行為の被害にあっている場合は,ストーカー行為をする相手に対して警察から警告や禁止命令が行われる以外に,罰則もある。

【文献・URL】
1) 内閣府男女共同参画局「男女間における暴力に関する調査報告書＜概要版＞」2018
   https://www.gender.go.jp/policy/no_violence/e-vaw/chousa/h29_boryoku_cyousa.html
2) 横浜市市民活力推進局「デートＤＶについての意識・実態調査報告書」2008

【………健康教育的映画ガイド………】
子供の声はなぜ届かない

『幼い依頼人』（2019年　韓国）

韓流映画にはラブストーリーだけではなく社会の暗部を取り上げた秀作も少なくない。2020年の第92回アカデミー賞作品賞等を受賞した「パラサイト半地下の家族」（2019年）が有名になったが，同年のこの作品も同様に重い題材を扱っている。この映画は2013年に韓国で実際に起きた継母児童虐待死事件が元となっており，韓国に限らず児童虐待は世界中の普遍的な問題といえるだろう。

　ダビンとミンジュンは仲のよい姉弟である。二人は父親と暮らしていたが，ある日父親が新しい母を連れてくる。最初継母は子供たちにやさしく接しているように見えたが，ミンジュンの生活態度が気に入らない彼女は，ミンジュンを庇うダビンに暴力を振るうようになる。

　また，ロースクールを卒業したものの就職先が決まらないジョンヨプは姉夫婦の家に居候していたが，姉に促されて児童福祉司として働くことになる。そこへダビンが継母の暴力について相談にあらわれる。ダビンとミンジュンは何度もジョンヨプを訪ねてくるが，やる気のない彼はダビンらの問題を深刻に考えなかった。しかし継母の暴力はますますエスカレートしていく。そして事件が起こる。

　映画の中でダビンは何度も周囲の大人へ助けを求めるサインを出しているが，教師は見て見ぬふりをする。ジョンヨプらの職員も対応に積極的ではない。彼は法律事務所へ就職が決まったため，気にはなりながらもダビンらから離れることになる。その間にもダビンは継母からひどい暴力を受け，耳から血を流しながら教室で倒れてしまう。ダビンは改めてジョンヨプに助けを求める。ジョンヨプはダビンの継母と父親に会うが，二人ともジョンヨプの話をまともに聞こうとしない。それどころか父親は「自分の子を殺そうと勝手だろ」と言い放つ。

　映画の後半ではミンジュンを殺した被疑者にされたダビンを，弁護士としてジョンヨプが救おうと奔走する姿を描く展開となる。しかしこの映画の重要な点は事件が発生するまでの経緯である。実際には児童虐待は，重大事件となる前に解決することが多いと思われるが，子供たちが命を落とすケースもあることは事実である。その前に確実に防がなければならない。この作品から，なぜ姉弟の不幸が発生したのか，なぜ大人は気づかないふりをしたのか，なぜ助けることができなかっ

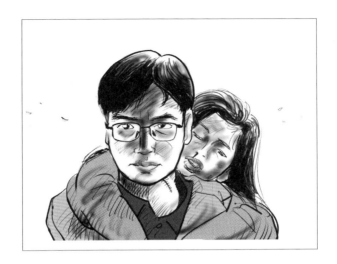

たのかを考えることができるのではないだろうか。

　児童虐待を取り上げた映画としては,日本では「誰も知らない」(2004年)が知られている。育児放棄を取り上げた作品だが,こちらも実際に発生した子供置き去り事件が題材となっている。この作品は内外の映画祭で様々な賞を受賞している。また過去に虐待を受けた主人公が登場する映画もある。最近の韓国映画では「虐待の証明／ミス・ペク」(2018年)が,アメリカ映画では「ジョーカー」(2019年)が挙げられるが,後者はもちろんバットマンの宿敵のあのジョーカーを主人公とした作品である。ジョーカーも母親から虐待されていたという設定である。筆者が把握していないだけで,児童虐待を扱ったさらに多くの作品が世界中にあると思われる。映画というメディアが児童虐待の防止のための力をもっていることを信じたい。

『幼い依頼人』　■原題: 어린 의뢰인／My First Client　■監督: チャン・ギュソン　■主な出演者: イ・ドンフィ

児童虐待
（じどうぎゃくたい）

[関連用語]：児童相談所

■児童虐待の実態

　虐待によって子供が亡くなるという悲惨な事件は後を絶たない。重大な結果が発生する以前に周囲の誰かが気づいていたケースや子供自身がSOSを出していたケースもあり，子供を確実に助ける取組みが社会全体として必要とされている。

　ところで厚生労働省によると児童虐待は以下のように定義されている。

身体的虐待	殴る，蹴る，叩く，投げ落とす，激しく揺さぶる，やけどを負わせる，溺れさせる，首を絞める，縄などにより一室に拘束する　など
性的虐待	子供への性的行為，性的行為を見せる，性器を触る又は触らせる，ポルノグラフィの被写体にする　など
ネグレクト	家に閉じ込める，食事を与えない，ひどく不潔にする，自動車の中に放置する，重い病気になっても病院に連れて行かない　など
心理的虐待	言葉による脅し，無視，きょうだい間での差別的扱い，子供の目の前で家族に対して暴力をふるう（ドメスティック・バイオレンス：ＤＶ），きょうだいに虐待行為を行う　など

　児童虐待の実態は把握しにくい面もあるが，児童相談所の児童虐待相談として対応した件数では，2019年には193,780件となっている。これは2018年から比べて21.2％増であった。児童虐待は年々増加する傾向にあり，2009年から比べて2019年は件数が4倍以上となった。また上記の定義に基づき，虐待の内容を2019年でみてみると，全体の56.3％が心理的虐待であり，身体的虐待が25.4％，ネグレクトが17.2％，性的虐待が1.1％となっている。

　警察庁の児童虐待事件の検挙状況をみると，2019年では検挙件数は1,972件，被害児童数は1,991人で，いずれも過去最多となっている。内訳をみると，身体的虐待が件数では83.2％，被害児童数では83.1％となっていた。なお罪種別では殺人（未遂を含む）が78件であった。同じく警察庁データでは，加害者は父親（継父等も含む）がもっとも多く，71.5％であった。被害児童の年齢では，0歳〜17歳のほぼ全年齢で被害が発生している。

■児童虐待防止のための取組み

　児童虐待についての法令としては，まず「児童虐待の防止等に関する法律」が

ある。2000年に施行されたこの法律は，児童虐待の早期発見努力，児童虐待の通告義務，児童虐待に対する強制調査などが定められている。2004年，2019年と2度改正されているが，1度目の改正では「児童虐待は著しい人権侵害である」ことが明記され，児童虐待にかかわる通告義務の拡大がなされた。2度目の改正では児童の安全確認等のための立入調査等の強化や保護者に対する面接・通信等の制限の強化等がなされた。

　2018年には児童虐待防止対策に関する関係閣僚会議から「児童虐待防止対策の強化に向けた緊急総合対策」が発表され，その中で「児童虐待防止対策体制総合強化プラン」の策定が示された。

　この総合強化プランとは児童相談所と市町村が役割分担しながら，すべての子供に対して切れ目ない支援を提供するため，児童相談所，市町村それぞれの専門職の配置を図るための取組みを進めるプランとなっている。具体的には児童福祉司，児童心理司，保健師の増員や弁護士の配置等が示されている。

■学校での取組みと地域との連携

　学校は虐待を受けている子供を発見しやすい環境にある。しかし従来，学校・教育委員会と児童相談所との連携は必ずしも十分ではなかった。2019年1月には千葉県野田市において小学4年生の児童が虐待で死亡する事件が発生しているが，その際教育委員会が児童の書いたアンケートの写しを父親に渡したことや，写しを父親に渡す際に児童相談所等の関係機関への相談をしなかったことが問題視された。そこで文部科学省は内閣府，厚生労働省と連携して「学校等及びその設置者においては，保護者から情報元に関する開示の求めがあった場合には，情報元を保護者に伝えないこととするとともに，児童相談所等と連携しながら対応すること」などのルールを定めた。

　これらを踏まえ，文部科学省からは「学校・教育委員会等向け虐待対応の手引き」（改訂版2020年6月）が発刊されている。

【URL】
厚生労働省　児童虐待防止対策：
https://www.mhlw.go.jp/stf/seisakunitsuite/bunya/kodomo/kodomo_kosodate/dv/index.html

健やか親子21（第2次）
（すこやかおやこにじゅういちだいにじ）

[関連用語]：ヘルスプロモーション

　「健やか親子21」は，21世紀の母子保健の方向性を示したものである。日本の健康水準は世界最高レベルにあるが，妊産婦死亡や乳幼児の事故死については改善の必要性が指摘されている。また，国民の重大な関心事となっている児童虐待，10代の自殺などを含む思春期の問題も今後解決していくべき問題である。そのような背景の中，2000年11月に関係機関や団体が一体となって推進する計画として「健やか親子21」が策定された。

　「健やか親子21」の主要な課題は，①思春期の保健対策の強化と健康教育の推進，②妊娠・出産に関する安全性と快適さの確保と不妊への支援，③小児保健医療水準を維持・向上させるための環境整備，④子供の心の安らかな発達の促進と育児不安の軽減となっている。①については，10代の自殺率，人工妊娠中絶実施率，性感染症罹患率を減少させることや10代の喫煙・飲酒をなくすこと，避妊法や性感染症の知識を正確に身につけることなどが目標として挙げられていた。健やか親子21は健康日本21同様に，ヘルスプロモーション（p.10）の理念にもとづき活動するとされていた。

　「健やか親子21」は当初2010年度までの取組みとされたが，2014年度まで延長された。取組みの中では多くの項目で改善がみられたものの，十代の自殺率，全出生数中の低出生体重児の割合については悪化がみられた。

　2015年度からは「健やか親子21（第2次）」がスタートし，2024年度までの新たな取組みが計画されている。ここでは，3つの基盤課題と2つの重点課題とが設定されている（表1）。「健やか親子21（第2次）」は10年後に目指す姿を「すべての子供が健やかに育つ社会」として，すべての国民が地域や家庭環境等の違いにかかわらず，同じ水準の母子保健サービスが受けられることを目指すとしている（図2）。

図1　健やか親子21のシンボルマーク

健やか親子21

表1 「健やか親子21（第2次）」の基盤課題・重点課題と目標

課　題	目　標
基盤課題A: 切れ目ない妊産婦・乳幼児への保健対策	安心・安全な妊娠・出産・育児のための切れ目ない妊産婦・乳幼児保健対策の充実
基盤課題B: 学童期・思春期から成人期に向けた保健対策	子供が主体的に取り組む健康づくりの推進と次世代の健康を育む保健対策の充実
基盤課題C: 子供の健やかな成長を見守り育む地域づくり	妊産婦や子供の成長を見守り親子を孤立させない地域づくり
重点課題①: 育てにくさを感じる親に寄り添う支援	親や子供の多様性を尊重し，それを支える社会の構築
重点課題②: 妊娠期からの児童虐待防止対策	児童虐待のない社会の構築

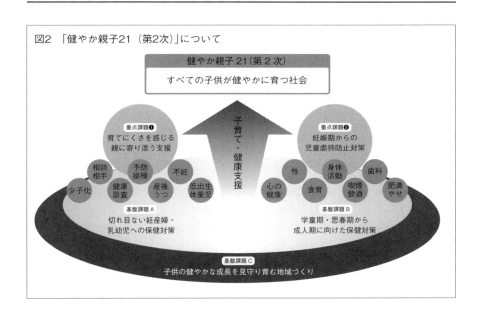

図2 「健やか親子21（第2次）」について

【URL】
健やか親子21ホームページ：http://sukoyaka21.jp/
厚生労働省・健やか親子21推進協議会, 健やか親子21（第2次）：
https://www.mhlw.go.jp/file/06-Seisakujouhou-11900000-Koyoukintoujidoukateikyoku/0000067539.pdf

【………健康教育的映画ガイド………】

いつか来る私たちの未来

`『しわ』（2011年　スペイン）`

誰もがいつかは年をとり，高齢者となる。しかし本人は年をとることをなかなか受け入れることが難しいものである。エミリオは息子夫婦と生活していたが，認知症が進んだために高齢者介護施設で生活することになった。銀行の支店長をしていたエミリオはプライドが高く，施設になかなかなじめない。同室のミゲルは一見人が好さそうに見えて，入所者から色々と理由をつけて金を巻き上げるというやっかいな性格である。また楽しいはずの食事も，料理とともに一人ひとりに必要な薬が与えられ，夕食後には就寝のために列をつくる。

　施設の設備はといえば，ジムやプールもあるが，使用する人はいない。ミゲルが言う。「客に見せるお飾りさ。このプールを見せて5つ星ホテルと思わせるんだ。」また施設のメインサロンは一番活気のあるはずの場所だが，多くの入所者はただ黙って座っているだけである。立派な施設なのに，入所者には生気が感じられない。

　この映画はエミリオの眼を通した高齢者介護施設の実情を伝えるとともに，彼自身の心身の状態も表現している。エミリオはしばしば若いころの記憶がよみがえり，混乱する。また目の前の人の名前を忘れたり，時には簡単な言葉自体を認識できなくなったりする。施設を訪ねてきた自分の孫もわからなくなっていた。エミリオから老いるということ，認知症とは何かということを，見る人自身が感じることができるだろう。ある冬の日，エミリオは施設の2階に認知症が進んだ入所者が数多くいることを目にする。そして自分はアルツハイマー型認知症であり，いずれ2階へ移動するのではないかと不安になる。エミリオはミゲルらと施設から逃亡を図る。

　この映画は最新のCGを活用したり，リアリティのある映像を作ったりということはないが，登場人物は皆個性豊かであり，実写のカメラワークのように巧みな映像となっている。またセリフのないシーンでも，感情が伝わる場面が数多い。実は特別な演出を排除したことが映画の価値を高めたのかもしれない。幸福でも，不幸でもない，ありのままの世界が表現されているのである。本作品はスペイン版アカデミー賞であるゴヤ賞で「最優秀アニメーション賞」を受賞している。

　本作のイグナシオ・フェレーラス監督はインタビューで，映画に出てくるエピソ

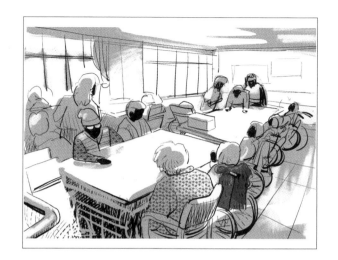

ードに自分の家族を思い起こすことがあり，他人事ではなく，自分が施設に連れて
こられたらどう感じるかなど想像をめぐらせたということである。それがアニメ
ーションでありながら，見る人にリアルな体験として感じられたのではないだろ
うか。また監督は語る。「私たちが考えがちなのは高齢者の感じ方や考え方は私た
ちと違うということ。それは間違いです。結局年齢は関係なく，中身は同じままで
あり続け，80歳でも40歳の時と同じように感じるのです。」

　重要なメッセージである。そして映画の最後には「今日の老人，明日の老人，すべ
ての人に捧げる」という言葉があらわれる。高齢者を主人公とした映画であるが，
これは私たち自身の映画なのである。

　高齢者や認知症を扱った映画は数多い。本書の前の版で取り上げた「アイリス」
（イギリス，2001年）は，認知症となった妻とそれを支える夫の映画であった。この
重要なテーマを取り上げた映画は今後も増えていくであろう。

『しわ』　■原題: Arrugas　■監督: イグナシオ・フェレーラス　■原作: パコ・ロカ『皺』

認知症
(にんちしょう)

[関連用語]：アルツハイマー病／介護保険

■認知症とは

　認知症とは，正常な発達過程で獲得された知的機能が後天的な脳の器質的障害によって低下し，その結果日常生活や社会生活に支障をきたすようになった状態を指す。このような状態はかつて「痴呆症」と呼ばれていたが，厚生労働省による用語検討を経て，2004年末から「認知症」という用語に改められた。

　認知症は特定の原因によって生じるわけではない。認知症をその原因から分類すると約100種類あるといわれているが，主要な原因から脳血管疾患性の認知症と変性性の認知症に分類される。

　脳血管疾患性の認知症は，その名の通り脳梗塞や脳出血によって脳の組織が損傷を受け，その結果として認知症が生じたものである。特に多発梗塞性認知症と呼ばれる認知症が多いとされるが，これは小さな脳梗塞が繰り返し起こることが原因となっている。

　もう一方の変性性の認知症は，脳の神経細胞が減少して，脳が萎縮することによって発症する。アルツハイマー型認知症がよく知られているが，ほかにもピック病やパーキンソン病などがある。なお，65歳未満で発症する早発性の場合を**アルツハイマー病**，遅発性の場合をアルツハイマー型認知症と呼び分けることもある。しかし，両者には根本的な違いはない。

■認知症の特徴

　認知症が発症しても，最初は加齢による単なるもの忘れと思われがちである。しかし，やがてさまざまな記憶障害が生じるようになる。認知症における記憶障害では，人や場所の名前を忘れるということにとどまらず，自分が経験したことや自分のとった行動自体を忘れてしまうという特徴がある。また，見当識障害があらわれる。たとえば今の日時や自分のいる場所がわからなくなったり，家族など親しい人を認識できなくなったりするようになり，その結果，日常生活を営む上で大きな障害を抱えることになる。それ以外にも，失語（ものの名前や意味がわからなくなる）・失認（ものの存在を認識できなくなる）・失行（着衣などの行為に障害があらわれる）といった症状が生じる。重度の認知症になるとコミュニケ

ーションをとることが非常に困難になる。

■認知症の予防と治療

　脳血管疾患性の認知症の予防は，脳血管疾患を予防することにほかならない。生活習慣の問題点を改善することが，そのまま認知症の予防につながる。アルツハイマー型認知症は原因がよくわかっていないため，特定の危険因子を挙げることが困難である。しかし，脳血管疾患性の認知症と同様に，生活習慣が少なからず影響しているといわれている。例えば，魚や野菜・果物を摂取している人たちでは認知症の発症率が低いという報告もある。

　治療についても，決定的な方法は確立されていない。その中で，アルツハイマー型認知症に典型的にみられる老人斑は，βアミロイドが作用してできていることから，βアミロイドを取り除く新薬が現在開発中である(朝日新聞2008年3月10日版より)。しかし，βアミロイドが関与しないアルツハイマー型認知症の存在も確認されているため，劇的な効果を期待することは難しい。

　アルツハイマー型認知症に関しては解明されていないことも多く，予防法や治療法についても，今後の研究成果が待たれる。

■日本における認知症の実態

　認知症の症状が進行すると，周囲からの介護が必要になる。**介護保険**(p.110)で要介護者となった高齢者において，24.3％が認知症であった(国民生活基礎調査，2019年)。

　このように認知症自体，重大な健康問題であるが，認知症がほかの問題の原因となる場合もある。例えば，認知症は高齢者の転倒事故の重大な要因であることが指摘されている。また交通事故の被害，加害ともに認知症が関係することがある。高齢化が進む日本において，認知症は個人や家族の問題にとどまらず，社会全体の課題となっている。認知症の抱える問題解決には，さらなる研究や対策が求められる。

【文献】
1)　小澤勲『認知症とは何か』岩波新書，2005
【URL】
認知症を知り，認知症と生きる(イーローゴ・ネット)：http://www.e-65.net/
日本認知症ケア学会ホームページ：http://www.ninchisyoucare.com

フレイル／サルコペニア／ロコモティブシンドローム
frailty／sarcopenia／locomotive syndrome

[関連用語]：要介護／生活習慣病

■フレイル，サルコペニア，ロコモティブシンドロームの違い

　高齢者の健康問題を語る際に複数の専門用語が近年使われるようになった。フレイル，サルコペニアそしてロコモティブシンドロームである。フレイルは元々 frailty（虚弱）から生まれた用語であり，「加齢とともに，心身の活力（運動機能，認知機能等）が低下し，複数の慢性疾患の併存などの影響もあり，生活機能障害が起きたり，要介護状態となったり，疾病等の重症化を招いたりするなど，心身の脆弱化が出現するが，一方で，適切な介入・支援により，生活機能の維持向上が可能な状態」（厚生労働省）とされる[1]。フレイルは身体面だけではなく認知面や社会面を含み，高齢期の健康問題全体を網羅する概念である。またフレイルは適切な介入・支援により生活機能の維持・向上が可能であること，すなわち可逆性を含んでいる（図1）。

　サルコペニアは加齢により筋肉量が減少し，それによって身体機能が低下する状態を指す。サルコペニアは老人の活動能力の低下の主要な原因となっており，歩行速度が低下する状況などがみられる。

　ロコモティブシンドロームは日本整形外科学会が提唱した用語であり，筋肉，骨格，関節等の運動器に障がいが生じ，歩行困難などのリスクが高まった状態を指している。サルコペニアはロコモティブシンドロームの原因の一つというとらえ方もできる。

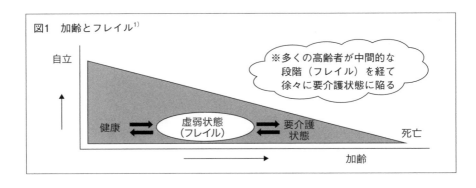

図1　加齢とフレイル[1]

自立

※多くの高齢者が中間的な段階（フレイル）を経て徐々に要介護状態に陥る

健康 ⇄ 虚弱状態（フレイル） ⇄ 要介護状態　死亡

加齢

　フレイル，サルコペニア，ロコモティブシンドロームの3つの用語の中では，フレイルがもっとも広い意味をもち，サルコペニアとロコモティブシンドロームを含む概念である。いずれの用語も要介護につながる可能性のある状態を示し，予防的な介入を必要とするものである。

■フレイルの評価

　前述のようにフレイルは加齢による心身の脆弱化をあらわしているが，複数の評価方法がある。よく知られているものに Fried らのチェック項目がある。これは，「体重減少」「主観的疲労感」「日常生活活動量の減少」「身体能力（歩行速度）の減弱」「筋力（握力）の低下」の5つの項目から，3項目以上該当した場合をフレイル，1～2項目該当した場合をプレフレイル，該当項目が0の場合は健常と評価する[2]。ほかにも様々な質問票や自記式スクリーニングが用いられている。また認知的フレイルや社会的フレイルを別に評価することも行われている。

　口腔機能の維持という視点からオーラルフレイルという用語も使われる。オーラルフレイルは身体的フレイルとサルコペニアのリスク因子とされる[3]。

■フレイル予防のための取組

　フレイルはそれ自体が健康問題であるとともに，糖尿病や心血管疾患などの**生活習慣病**の発症との関連も指摘されている。そのためフレイルのリスクが高い高齢者に対しては多面的な支援が必要とされる。具体的には，「適正受診・服薬」「禁煙・適正飲酒」「栄養・食生活」「口腔機能」「運動・リハビリ」「外出・社会参加」の各視点から高齢者の健康状態やフレイルの状態を把握し，疾病の重症化予防や心身機能の低下防止を図っていく[4]。

　前述のようにフレイルは可逆的である。本人や周囲がプレフレイルの状態に早く気づき，適切な支援を受けることが大切である。

【文献】
1）　平成28年版厚生労働白書　https://www.mhlw.go.jp/wp/hakusyo/kousei/16/
2）　健康長寿ネット「フレイルの診断」
　　https://www.tyojyu.or.jp/net/byouki/frailty/shindan.html
3）　厚生労働省保険局高齢者医療課「高齢者の特性を踏まえた保健事業ガイドライン 別冊参考資料」2018
4）　厚生労働省保険局高齢者医療課「高齢者の特性を踏まえた保健事業ガイドライン第2版」2019

介護保険
（かいごほけん）

[関連用語]: 介護サービス／ケアプラン／ケアマネジャー／ホームヘルパー／介護医療院／後期高齢者医療制度

■介護保険制度のねらいと利用方法

　介護保険制度が，2000年4月からスタートした。介護保険制度は，介護の必要な高齢者が自立した生活が送れるように，社会全体が支援する制度で，日本の介護保険制度のモデルになったのはドイツの制度である。

　介護保険に加入するのは40歳以上である。そのうち65歳以上の人（第1号被保険者と呼ぶ）は，介護が必要になった場合に，原因に関係なく介護サービスを受けることができる。40〜64歳の人（第2号被保険者と呼ぶ）では，老化にともなう病気が原因で介護が必要になった場合に介護サービスを受けることができる。この場合，老化が原因の病気とは，脳血管疾患や初老時の認知症（かつては痴呆症と呼ばれていた）などを指す。

　保険制度であるため保険料を納める義務があり，高齢者であっても収入に応じて保険料を納める必要がある。なお介護サービスを受ける場合は，利用者の自己負担は1割となる。

　介護サービスの申請方法は次のとおり。介護を必要とする人がいる場合，本人もしくは家族が市町村へ申請を行う。そこで介護認定審査会によって介護が必要かどうかを判定する。その際，訪問調査や医師の意見書が判定資料となる。介護認定審査会で要介護認定がおりると，ケアプラン（介護サービス計画）を立てるわけだが，自分で行ってもよいし，ケアプラン作成事業者に申し込んでもよい。ケアプランが作成されると，介護サービスが受けられるようになる。

■介護サービスの内容

　どのような介護サービスが受けられるかどうかは，要介護認定基準時間に左右される。要介護認定基準時間は，1日あたりどのくらいの介護時間が必要かを，もっとも時間の短い「要支援1」から，もっとも長い「要介護5」までの7段階に分類している。基準時間が長くなるほど介護の利用限度額が高くなる。具体的な介護サービスの内容は，図1に示すように予防給付と介護給付のサービスがあり，その内容は多岐にわたっている。2011年の改正では，地域包括ケアが推進され，医療，介護，予防，住まい，生活支援サービスが連携した要介護者等への包括的な支

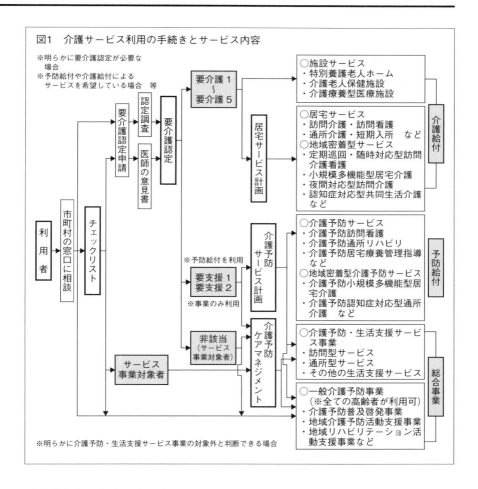

図1　介護サービス利用の手続きとサービス内容

援が行われるようになった。

　介護保険法はその後2014年，2017年にも改正された。2014年の改正では地域支援事業の充実（在宅医療・介護連携など），低所得者の第一号被保険者の保険料の軽減割合の拡大などが行われた。2017年の改正では，自立支援・重度化防止に向けた仕組みの制度化，介護医療院の創設，所得の高い層の利用者負担割合の見直し（2割→3割）などが行われた。

■介護保険制度にかかわる人たち

　ケアプランを作成する人が，**ケアマネジャー**（介護支援専門員）である。介護を受ける高齢者の体の状態や家庭状況は人それぞれ異なっている。したがって，そ

の人に応じた適切な介護サービスを選び，サービスの利用計画を立てなくては
ならないが，それがケアマネジャーの仕事である。ケアマネジャーになるために
は，保健・医療・福祉の領域で5年以上の実務経験があり，かつ都道府県が行う試
験に合格しなければならない。ケアマネジャーは介護保険制度の要といわれ，特
別養護老人ホームや居宅介護支援事業所にはケアマネジャーを配置することが
義務づけられている。

　要介護者の訪問介護を行うのが**ホームヘルパー**である。ホームヘルパーは要
介護者の身体介護と家事援助を行うほか，要介護者の家族に対する介護技術の
指導や精神面をケアするための相談に応じることも仕事の一部である。ホーム
ヘルパーになるためには，厚生労働省の定めた養成研修を受講する必要がある。
研修は，自治体が委託した機関や民間企業や学校法人などで実施している。なお，
ホームヘルパーの業務を続けた後に，介護福祉士の受験資格を得ることができ
る。

■介護医療院

　2017年の改正介護保険法で示された介護医療院であるが，「住まいと生活を
医療が支える新たなモデル」として創設されたものである。介護医療院では，
「利用者の尊厳の保持」と「自立支援」を理念に掲げ，「地域に貢献し地域に開か
れた交流施設」としての役割を担うことが期待されている。介護医療院は医療提
供施設と生活施設の両面の機能をもち，医療提供施設としては要介護高齢者の
長期療養・生活施設としての機能を果たすことが特徴である。具体的には介護療
養病床（療養機能強化型）相当のサービスと老人保健施設相当以上のサービスの
2つのサービスを提供する。

■新たな高齢者医療制度

　介護保険制度そのものではないが，「**後期高齢者医療制度**」について，ここで
説明しておきたい。この制度は，75歳以上の人または65～74歳で一定の障がいを
もつ人を対象として，2008年4月からスタートした。年齢階級別の一人あたりの
医療費をみると，年齢が上昇するにつれて飛躍的に医療費が増加しているとい
う実態がある。これまでは現役世代の被用者保険に多くを頼っていたが，負担軽
減の声が高まってきた。そのため，新たな医療制度を創設して，増大が見込まれ
る高齢者の医療費を支える基盤を作ることになった。

　新制度の概要は以下のとおりである。

・この制度は全市町村が加入する広域連合によって運営される
・一人に1枚の被保険者証が交付される
・保険料は均等割額と所得割額によって決められる
・保険料は高齢者一人ひとりが納める
・保険料は原則,年金から天引きされる
・高齢者保険料1割,医療保険者からの支援金4割,税金5割となる
・健康保険や共済組合の被保険者の被扶養者であった者も保険料を支払う義務がある

　均等割額とは被保険者一人ひとりで負担する額で,年金額が少ないと段階的に負担が軽くなる。所得割額は,年金を含む所得に応じて負担額が変わる。また医療保険と介護保険の自己負担額の合計が限度額を超えた場合に,超えた額が払い戻される。

　しかし,この制度に対しては問題点も多々指摘された。まず2年ごとの保険料改定時には保険料の引き上げが予想されること,もし引き上げが困難であれば医療給付の抑制が起こる可能性があることが指摘されている。それによって,高齢者医療サービスの質の低下を招くことが危惧される。また,この制度は都道府県単位で運営されるため,保険料の地域格差が生まれている。後期高齢者という用語自体を批判する声もあり,前途多難な船出となった。

　その後,保険料軽減特例について2017年から段階的に見直しを図っている。また75歳以上の高齢者の窓口負担割合を2割とすることについて,2020年12月15日に閣議決定された。

【URL】
厚生労働省：介護保険制度の概要：https://www.mhlw.go.jp/stf/seisakunitsuite/bunya/hukushi_kaigo/kaigo_koureisha/gaiyo/index.html
厚生労働省：介護医療院公式サイト：https://kaigoiryouin.mhlw.go.jp/

バリアフリー
barrier free

[関連用語]：ノーマライゼイション／ユニバーサルデザイン／バリアフリー新法

■ノーマライゼイションとバリアフリー

　すべての人々が障がいの有無に関係なく，平等に通常の日常生活や社会活動を営むことを可能にするために，社会を改善していく考え方を**ノーマライゼイション**と呼んでいる。**バリアフリー**はノーマライゼイションを推進するため，さまざまな障がい（バリア）を取り除くことをいう。

　バリアフリーと類似した考え方に「**ユニバーサルデザイン**」がある。すべてを意味するユニバーサルという言葉からわかるように，すべての人のためのデザイン，すなわちすべての人に利用が可能なように考え，作られていることをユニバーサルデザインと呼んでいる。現在問題となっているバリアを取り除くという発想が強いバリアフリーに対して，一般にユニバーサルデザインの場合には最初からすべての人のためのものを作っていくという考え方が強いようだ。しかし，どちらも同じ目的をもつ用語なので，あまり明確に区別されることはないようだ。

　ところで少し注意してまわりを見ると，私たちが生活している市町村でも，さまざまな場面でバリアフリー化が図られていることに気づく。内閣府の「バリアフリー関連情報ぷらっとホーム」では，地方公共団体によるバリアフリー情報のホームページにリンクをはっている。そこで提供されるバリアフリーマップなどにより，自分の町のバリアフリーの情報を簡単に調べることができる。

　私たちが日常生活の中でもっとも利用する頻度が高いのは，さまざまな公共施設ではないかと思われる。したがって，公共施設のバリアフリー化を促進していくためのさまざまな対策が図られているのである。

　具体的に述べると，以下の**バリアフリー新法**である。

■バリアフリー新法

　バリアフリー新法（高齢者，障害者等の移動等の円滑化の促進に関する法律）は高齢者や障がい者が円滑に移動することができること，また建築物などの施設を円滑に利用することができることを確保するための法律として，2006年に公布，施行された。新法と呼ばれるように，バリアフリー新法以前にはバリアフ

リーに関する二つの法律,すなわちハートビル法(高齢者,身体障害者等が円滑に利用できる特定建築物の建築の促進に関する法律)と交通バリアフリー法(高齢者,身体障害者等の公共交通機関を利用した移動の円滑化の促進に関する法律)があり,この両者が統合されてバリアフリー新法となった。バリアフリー新法は二つの旧法の内容を受け継ぎつつ,新たな規定も含んでいる。

バリアフリー新法では,公共交通事業者,道路管理者,路外駐車場管理者,公園管理者,特定建築物の所有者が移動などの円滑化(すなわちバリアフリー)のために講ずべき措置に関する基本的事項が定められている。

特に,施設の新設などに際して移動などの円滑化基準に適合させる義務や,既存の施設を移動などの円滑化基準に適合させる努力義務が求められている。ここで対象となる施設は,旅客施設及び車両など,一定の道路や路外駐車場,都市公園の一定の公園施設(園路など),特別特定建築物(百貨店,病院,福祉施設などの不特定多数,または主として高齢者,障がい者などが利用する建築物)となっている。一つの法律によって,従来はハートビル法と交通バリアフリーで分離されていて連続性がなかった状態を解消する努力がなされている。特別特定建築物ではない特定建築物(事務所ビルなどの多数が利用する建築物)の建築などに関しては,移動などの円滑化基準に適合させる努力義務が求められている。しかし地方公共団体が条例により義務化することが可能となっている。

なお,ここで移動などの円滑化基準と呼んでいるものは,公共交通移動では車いすが通るための幅の確保や車両内での車いすスペースの設置,エレベーター・エスカレーター・トイレなどが高齢者・障がい者などの円滑な利用に適した構造とすることなどが含まれる。建築物移動ではエレベーターの規格やトイレのある階には障がい者が利用できる便房の設置などが,路外駐車場では車いすを使用している者が円滑に利用することができる駐車施設を一つ以上設置することなどが含まれる。

■改正バリアフリー新法

バリアフリー新法はその後改正されている。2018年施行の改正法では,ハード整備とともにソフト面の対策が強化され,国及び国民の責務として高齢者,障がい者等に対する支援等が明記された。2020年施行の改正法は,災害時における安全確保の観点から情報提供に関する環境整備の必要性等が明記された。

【………健康教育的映画ガイド………】

日本の未来か，SFか

『シッコ』（2007年　アメリカ）

「銃社会」「ブッシュ大統領」に続くマイケル・ムーア監督の獲物は，アメリカ合衆国の医療制度であった。といっても，『ボウリング・フォー・コロンバイン』（2002年）製作以前から構想を練っていたらしい。さて，その医療制度がどのような問題を抱えているのか？アメリカ合衆国には国民皆保険制度がないことや，救急車もタダでは使えないということは知っていたが，実際ここまでひどいとは驚きであった。

　国民皆保険制度のないアメリカ合衆国では，国民は民間の保険会社と契約する必要がある。さもないと高額の医療費がすべて自己負担となってしまう。アメリカ国民のうち約5,000万人は保険に入っていない状況だが，実は保険に加入している人たちも安心できない。保険会社が，あの手この手で保険料の支払いを拒もうとするからだ。

　子宮頸がんになった女性は，20歳代でがんになるわけがないという理由で保険料を受け取れず，別の女性は過去のささいな病気を理由に保険契約を破棄された。また，交通事故で病院に搬送された女性は，救急車の使用を保険会社へあらかじめ連絡しなかったという理由で保険料の支払いを拒否された。大事故の直後に自分で救急車も呼べない状況で，保険会社に電話すること自体あり得ない話である。

　このような保険会社の実態とその背景にある政治家らとの癒着を，いつものようにマイケル・ムーアは辛らつ，しかしユーモラスに追求していく。今回はカナダ，イギリス，フランスさらにはキューバまで足を延ばし，他国の医療保険制度の優秀さを紹介し，アメリカ合衆国の制度がいかに異常な状況にあるのかを明らかにしていく。

　キューバでは，同時多発テロの救命作業によって健康を阻害したにもかかわらず，国内ではろくに治療も受けることができないアメリカ人たちへの治療が無償で行われる。アメリカでは120ドルもする薬も，キューバではたった5セントで手に入る。アメリカからみれば敵国であるキューバで，彼らは救われたわけである。マイケル・ムーア監督にすれば，そこにねらいがあるわけだが。

　この映画には，純粋なドキュメンタリーとはいい難い部分もあり，むしろエンタ

ーテイメントとして楽し
むべき映画なのかもしれ
ない。しかし,彼の問題提
起は決して無視できない
はずである。

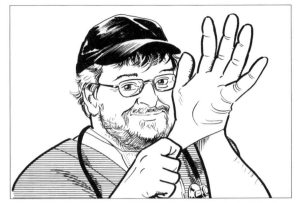

　日本では,後期高齢者
医療制度が2008年4月か
ら実施された。75歳以上
の高齢者も年金収入にお
うじて保険料を負担。全
国で約1,300万人がその対象となるという。日本では医療保険以外にも介護保険や
年金問題あるいは生活保護制度などの不備や問題点が次々と指摘されている。こ
れらの状況をみるにつけ,今のアメリカ合衆国が未来の日本の姿とダブってみえ
てしまい,舞台を日本に移して内容をそのままに,近未来のSF映画が作れるので
はと思ってしまう。もちろん,現実にならないことを祈ってはいるが。

　今回もマイケル・ムーアは自ら取材し,出演し,ターゲットを糾弾する(もちろん
ユーモアを交えて)。しかし,『ボウリング・フォー・コロンバイン』(2002年)や『華
氏911』(2004年)のような突撃姿勢とは違い,とても冷静に問題をとらえているよ
うに思えた。これまで以上に,社会の中で虐げられた人々への優しいまなざしが強
く感じられるからである。

　タイトルのSickoは病人をあらわす俗語であるが,そのほかにも「変質者」や「変
態」という意味もあるという。もちろん,ムーア監督のことではなく,アメリカの医
療保険制度や保険会社を指していることは間違いない。

　この映画を見て得た教訓は,今後アメリカ合衆国に行く時は必ず保険をかけて
から出発することと,事故や病気には慎重すぎるくらい注意を払うことであろう
か。それでもトラブルに巻き込まれた場合は,「マイケル・ムーアに相談する」とい
う一言でもいえば解決するかもしれない。この映画でも,取材を受けたある男性が,
それまで保険料の支払いを渋っていた保険会社に対してマイケル・ムーアの名前
を出したとたん,すぐに支払いを決定したという話が出てくる。

　恐るべしマイケル・ムーア!

『シッコ』■原題: Sicko　■監督／製作／脚本: マイケル・ムーア　■製作: メガン・オハラ

かかりつけ医
（かかりつけい）

[関連用語]：プライマリケア／介護保険／一次医療／二次医療／三次医療／グループ診療／診診連携／セカンド・オピニオン

■医療機関の機能分担

　近年，医療機関の機能分担を明確にすること，また医療機能の連携を高めるために，初期の診療は医院・診療所で受け，高度・専門医療は病院で行うことが進められている。すなわち，「**かかりつけ医**」と専門医とを分けようとしている。かかりつけ医の機能としては，比較的軽微な疾患の治療や慢性疾患などに対する継続的な医療を行うほか，日頃から自分や家族の健康について気軽に相談できることも期待されており，**プライマリケア**（初期治療）の中核をなしている。寝たきりの高齢者などへの在宅医療においては，かかりつけ医による往診（訪問診療）も重要な機能とみなされている。また**介護保険**（p.110）制度においては，要介護認定のための意見書を作成するという役割もかかりつけ医にはある。歯科医療の領域でも「かかりつけ歯科医」があり，その機能はかかりつけ医と同様である。

　一般に普段から受診している身近な医師が，かかりつけ医となるが，転居などで新たにかかりつけ医をみつけなければならない場合には，たとえば医師会が中心となってかかりつけ医についての相談や紹介を行う地域も少なくない。

　現在，日本では医療機能の分担と連携が推進されている。かかりつけ医は**一次医療機関**と呼ばれ，高度な検査機器や入院治療機能をもつ病院は**二次医療機関**と呼ばれる。さらに高度な先進医療機能をもつ大病院は**三次医療機関**であり，それぞれが特有の医療機能を分担し，互いに連携するしくみが求められている。二次医療機関や三次医療機関を利用するためには，診療所などの紹介が必要とされている。

■グループ診療と診診連携

　医療機関の機能を初期治療から高度な医療へと連携させていくとともに，横の連携ともいえる**グループ診療**も進められるようになってきた。外来患者を主とする診療所では，一人の医師が治療のすべてを担うことは困難である。休日診療を含めれば負担も非常に大きくなってしまう。そこで，一つの診療所の中で複数の医師が分担して治療にあたるグループ診療が，注目されてきた。とくに医療過疎地域の場合，診療所は実質上年中無休であるため，複数の医師の存在が不可

欠なのである。

　また同じ診療所(もしくは同じ建物)で専門の異なる複数の医師が共有して診療にあたるようなグループ診療を行うことで,幅広く治療にあたることができるという利点もある。

　さらに,「診療所と診療所の連携」や「診療所と病院の連携」を進める**診診連携**も近年では増えてきているようだ。これは**セカンド・オピニオン**(p.127)を促進することを可能とし,誤診の危険性を軽減するというメリットがある。しかし「診療所と診療所の連携」では,患者の情報を共有する必要があるため,患者のプライバシーの保護などには十分な注意を払う必要があるだろう。

　余談だが,診療所と病院の違いをご存知だろうか。医療法によると,病床数が20床以上あるのを「病院」,病床数が0〜19床の場合を「診療所」と呼んでいる。病院のうち高度医療の提供が可能で,またそれにふさわしい人員,設備をもつ病院は,厚生労働大臣の承認を得て,特定機能病院の名称をつけることができる。主として大学病院が該当するが,医療の提供のみならず,高度医療の研究・開発・研修なども行っている。

■かかりつけ医認知症対応力向上研修事業

　ところで,高齢者が日頃より受診するかかりつけ医に対して,都道府県・指定都市は,適切な認知症診断の知識・技術や家族などからの相談への対応力などを習得するための研修を実施している。具体的には,アルツハイマー型認知症と脳血管性認知症の診断の仕方,認知症の治療や家族への説明,認知症に関係する制度や機関の利用など幅広い内容を含んでいる。高齢化の進んだ社会においては,専門医ではなくても,高齢者特有の健康問題に対応する必要に迫られているのである。また,かかりつけ医を対象とした認知症対応力の向上を図るための研修の企画立案をする認知症サポート医の養成も行われている。かかりつけ医への研修・助言をはじめ,地域の認知症に係る地域医療体制の中核的な役割を担うことが期待されている。

【URL】
厚生労働省「認知症サポート医・かかりつけ医」:
http://www.mhlw.go.jp/topics/kaigo/dementia/d01.html

臓器移植
（ぞうきいしょく）

[関連用語]：ドナー／脳死／臓器移植法／意思表示カード／日本臓器移植ネットワーク／移植コーディネーター／レシピエント

■臓器移植という高度な医療

　日本で臓器移植というと，1968年に行われた心臓移植を思い出す人も多いかもしれないが，腎臓移植は1956年にすでに行われている。世界最初の腎臓移植が1954年（米国）なので，日本での移植手術は世界の中でも決して遅いわけではない。もちろん，人間の臓器を移植する試みは1954年以前からあったわけだが，成功することはなかった。なぜかというと，他者の臓器に対して生体は拒絶反応を示すからである。その後，拒絶反応を抑制する薬品が開発され，臓器移植の成功率は高くなっていった。

　世界で最初の心臓移植は1967年に行われたが，日本でも約9ヶ月遅れで最初の心臓移植手術が行われた。この時の患者は83日後に亡くなったが，手術の技術よりも，ドナー（臓器提供者）の脳死判定などが問題となってしまい，日本では脳死者からの移植医療の進展はそれを境にほとんど止まってしまうことになる。

　それから30年近く経過して，臓器移植法が1997年に施行された。この法律以前には，心停止後の腎臓・脾臓・眼球の移植が行われていたが，この法律によって，脳死下での心臓・肝臓・肺・腎臓・膵臓・小腸の提供が可能となったのである。

■脳死とその判定

　臓器移植は生体からの肝臓移植や腎臓移植などを除いて，脳死した人から臓器を摘出して移植することになる。脳死とは，全脳の機能が停止して，二度と回復しない状態をいう。植物状態と脳死を混同しがちであるが，両者はまったく異なる。大きな違いは，植物状態では呼吸機能などが保たれているが，脳死になると自発呼吸ができなくなる。たとえ人工呼吸器を使用しても，数日後には心臓が停止する。

　また脳死判定では，脳波が平たんになるなどいくつかの条件を満たすことが求められるが，臓器移植を目的とした脳死判定はさらに厳密に行われる。

■意思表示カード

　臓器提供意思表示カード（ドナーカード）は，臓器移植の意思の有無，また移植を希望する場合の臓器の指定，家族の署名欄がある。家族署名が必要な理由は，

臓器移植の意思の有無を家族へ伝えておくためである。意思表示カードは、意思記入面の内容とドナー情報連絡先が明記されていれば、絵柄などのデザインについてはとくに規制はない。自動車運転免許証、健康保険証にもカードと内容が記載されるようになった。なお意思表示を行うことができるのは、日本では15歳以上となっている。

　一番良く知られている意思表示カードは、図1のような緑色のカードである。入手には手続きなど一切必要ない。

　意思表示カードは臓器移植を希望するカードではなく、臓器移植についての自分自身の意思を明示するものである。そのため「臓器を提供しません」という項目がある。なお意思表示カードの記入は簡単でないため、**日本臓器移植ネットワーク**のホームページには記入方法の説明がある。

■臓器移植はどのように行われるのか

　2009年に臓器移植法が改正され、本人の意思が不明な場合でも、家族の承諾によって臓器提供が可能となった。それにともない15歳未満であっても提供が可能となった。臓器提供までの流れは、図2に示す通りである。**移植コーディネーター**は臓器提供について家族に説明し、家族の承諾が得られれば、臓器移植法にもとづく脳死判定が行われる。2名以上の医師による2回の脳死判定を経て脳死が確定し、かつ臓器が移植に適すると判断されると、臓器提供が決定する。

　臓器提供の手順と並行して、**レシピエント**（移植を受ける人）が登録患者の中から選ばれ、移植を行う病院で準備に入る。なお、レシピエントは医療機関からの申し出により、適応評価などを経て、臓器移植ネットワークに待機患者として登録されている。

図1　臓器提供意思表示カード

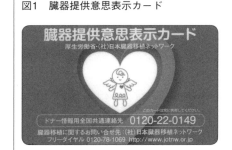

図2　臓器提供までの流れ

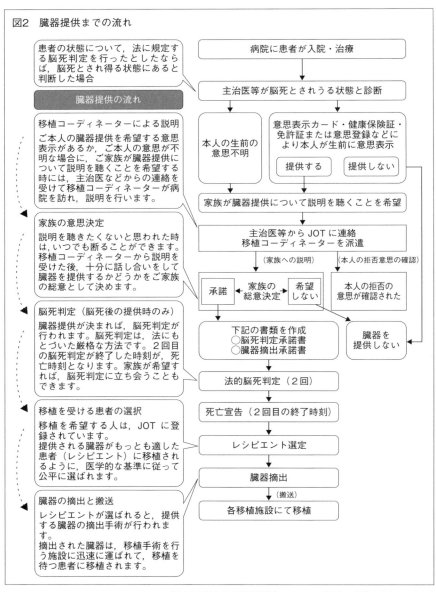

患者の状態について，法に規定する脳死判定を行ったとしたならば，脳死とされ得る状態にあると判断した場合

臓器提供の流れ

移植コーディネーターによる説明

ご本人の臓器提供を希望する意思表示があるか，ご本人の意思が不明な場合に，ご家族が臓器提供について説明を聴くことを希望する時には，主治医などからの連絡を受けて移植コーディネーターが病院を訪れ，説明を行います。

家族の意思決定

説明を聴きたくないと思われた時は，いつでも断ることができます。移植コーディネーターから説明を受けた後，十分に話し合いをして臓器を提供するかどうかをご家族の総意として決めます。

脳死判定（脳死後の提供時のみ）

臓器提供が決まれば，脳死判定が行われます。脳死判定は，法にもとづいた厳格な方法です。2回目の脳死判定が終了した時刻が，死亡時刻となります。家族が希望すれば，脳死判定に立ち会うこともできます。

移植を受ける患者の選択

移植を希望する人は，JOT に登録されています。提供される臓器がもっとも適した患者（レシピエント）に移植されるように，医学的な基準に従って公平に選ばれます。

臓器の摘出と搬送

レシピエントが選ばれると，提供する臓器の摘出手術が行われます。摘出された臓器は，移植手術を行う施設に迅速に運ばれて，移植を待つ患者に移植されます。

病院に患者が入院・治療

主治医等が脳死とされうる状態と診断

本人の生前の意思不明

意思表示カード・健康保険証・免許証または意思登録などにより本人が生前に意思表示

提供する　提供しない

家族が臓器提供について説明を聴くことを希望

主治医等から JOT に連絡
移植コーディネーターを派遣

（家族への説明）　（本人の拒否意思の確認）

承諾　家族の総意決定　希望しない

本人の拒否の意思が確認された

下記の書類を作成
○脳死判定承諾書
○臓器摘出承諾書

臓器を提供しない

法的脳死判定（2回）

死亡宣告（2回目の終了時刻）

レシピエント選定

臓器摘出

（搬送）

各移植施設にて移植

（公益社団法人日本臓器移植ネットワーク「日本の移植事情」2020より）

　臓器の摘出は，移植チームがドナーのいる病院に行って行う。摘出された臓器は，レシピエントの待つ病院に運ばれ，移植手術が行われる。

表1　国別臓器移植数（2019）

		日本	韓国	アメリカ	ドイツ	イギリス	オーストリア	フランス	スペイン
	100万人あたりの 臓器提供者数	0.99	8.68	36.88	11.20	24.88	23.80	33.25	48.90
臓器移植数	心臓	84	194	3,551	344	188	67	434	300
	肺	79	157	2,714	361	167	100	383	419
	肝臓	88	391	8,372	776	948	139	1,355	1,227
	腎臓	230	794	16,534	1,612	2,628	309	3,641	3,423
	膵臓	49	75	143	94	184	15	84	76

オーストリア，フランス，スペインでは，本人が生前に臓器移植に反対の意思を残さない限り，臓器提供をするものとみなす。

（公益社団法人日本臓器移植ネットワーク「日本の移植事情」2020より）

　なお2009年の法改正では，条件により親族への臓器の優先提供ができるようになった。

■臓器移植における問題点

　臓器移植には多くの問題がつきまとう。まず，脳死自体が人の死として一般的に認知されているかどうかという問題がある。日本の国民すべてが「脳死は死」と受け入れているとは考えにくい。また臓器提供の過程において，脳死判定の手順上の不手際，ドナーおよびレシピエントのプライバシー侵害など数多くの問題が生じている。さらに臓器を提供した遺族への心のケアも課題となっている。

■臓器移植の今後

　海外の状況をみると，本人が生前に臓器移植に反対の意思を残さない限り，臓器提供をするものとみなしている国もある。この制度は OPTING OUT と呼ばれる。また国民が一定の年齢に達すると，臓器移植の意思があるかどうかを国に対して意思表示するシステムをもつ国もある。そのため，年間の臓器移植件数は日本とは比較にならないほど数多い（表1）。日本でも同様の制度ができることは難しいだろうが，現在のところ臓器移植が唯一の治療法である疾病が存在していることも，また事実である。

【URL】
日本臓器移植ネットワーク：http://www.jotnw.or.jp
NPO法人日本移植者協議会臓器移植関連リンク：http://www.jtr.ne.jp/link/top.html

インフォームド・コンセント
informed consent

[関連用語]：パターナリズム／セカンド・オピニオン／クリニカルパス

■インフォームド・コンセント以前

「ヒポクラテスの誓」というものをご存知だろうか。古代ギリシャの医師であるヒポクラテスが残した名言とされ，この中には医師の心得が数多く記されている。とくに患者の利益のために全力をつくすこと，患者のことについて守秘義務があることの重要性が述べられている。この誓に直接書かれている事がらではないが，ヒポクラテスのいう守秘義務には患者である当人に対する情報を制限することや，素人である患者に決定権を与えるべきではないという考えも含まれていた[1)]。「ヒポクラテスの誓」は，永く医師の心得として伝えられていくわけだが，この中にみられる，医師が最善と考える医療を医師の判断の元で患者に対して行うという考え方は，**パターナリズム**と呼ばれている。

パターナリズムは「父権主義」と訳されることがあるが，家長である父親がよいと判断したことは家族の意見を聞かずに行うといった意味をもつ。パターナリズムは，医療の場面では当然のことのようにとらえられてきたが，20世紀の中頃になって，医学の進歩とともに**インフォームド・コンセント**の重要性が認識されるようになってきた。

■インフォームド・コンセントの登場

インフォームド・コンセントという用語は1960年代頃より，患者の人権の擁護，そして患者の自己決定権の尊重という二つの視点から語られるようになってきた医療の原則をあらわす用語である。患者には自分に対して行われる医療について知る権利があり，また医師にはそれを説明する義務がある。説明する内容には，現在の病状とともに，選択し得る治療法，それぞれの治療法の利点・欠点も，もちろん含まれる。そして患者は治療法を選択して，治療を行うことに同意する。医師はこの同意に基づいて治療を行う。これがインフォームド・コンセントである。

前者の「患者に対して病状や治療法を説明する」という点については，従来，がんのような重大な疾病については，本人に直接告知せず，まず家族に知らせるというのが日本では定着していた。しかし，徐々に患者の知る権利の重要性が理解

されるようになり,医療関係者から患者に対して,正確かつ詳細な情報が伝えられるようになってきた。

また「患者による治療法の選択と同意」については,実際には患者自身がすべてを決定することは難しいと思われる。結局インフォームド・コンセントとは,医師(およびほかの医療関係者)と患者との信頼関係を高めるように,適切なコミュニケーションをとるプロセスであるといえる。十分な意思の疎通を図った上で,医師が患者の決定を支援するような状況が,とくに日本では望ましいのかもしれない。また,状況に応じて**セカンド・オピニオン**(p.127)を求めることも,必要だろう。

ところで最近,患者に**クリニカルパス**を手渡す医療機関が増えてきた。クリニカルパス(治療計画表)とは,ある種の疾患をもつ患者に対する治療・検査・ケア・処置・指導などの内容やタイミング,患者の状態などを時間軸に沿ってまとめたものである。これを患者が見ることによって,自分の治療がどのように進められているかを知り,また疑問点について医師への質問も容易となる。その結果インフォームド・コンセントが徹底されやすくなるという利点がある。

■患者側が注意すべきこと

もちろん,医師から一方的に説明があれば,それでよいというわけではない。患者側も必要な情報を医師から引き出すことが必要である。自分の病気の正式な診断名は何か,現在どのような状態にあるのか,治療法には複数の選択肢があるのか,またその長所と短所は何か。これらの内容は必ず書面で説明を受け,患者本人だけではなく家族が同席し,家族と検討する時間を設けるべきである。

そのためには患者自身や家族が病気についての質問のために,よく下調べをしておくことが大切である。不十分な,あるいは不正確な知識に基づいて質問することは,混乱を招き,医師とのコミュニケーションがうまくいかない原因となる。少しでも不安があるならばセカンド・オピニオンを求めるべきであろう。インフォームド・コンセントは患者の権利であるのだから,安易に妥協せず,わからないことをそのままにしない姿勢が大切である。

【文献】
1) 森岡恭彦『インフォームド・コンセント』NHK ブックス, 1994
2) 星野一正『インフォームド・コンセント 日本に馴染む六つの提言』丸善ライブラリー, 1997

医薬分業
（いやくぶんぎょう）

[関連用語]：インフォームド・コンセント／かかりつけ薬局

　病院・診療所で受診後に処方せんのみを受け取り，それを薬局に提出して薬を受け取るという流れが一般的になってきた。すなわち**医薬分業**である。医薬分業には，どのような利点があるのだろうか。

　何よりも，薬局で直接薬剤師から処方された薬に関する詳しい説明を受けたり，薬の効能・効果や副作用についての説明文をもらうことができるという利点が挙げられる。薬剤師は処方された薬について説明することが義務づけられている。もちろん，自分に処方された薬についての疑問点について質問することもでき，これによって自分がどのような治療を受けているかを知ることが今まで以上に可能となる。これは**インフォームド・コンセント**(p.124)が進められてきた結果といえるだろう。さらに処方箋に医師からの指示があれば，薬剤師が患者の家を訪問して説明を行うこともある。

　また，薬局から処方された薬を記録する「お薬手帳」をもらった経験がある人も少なくないと思う。「お薬手帳」は自分に処方された薬の記録である。これを薬局で提示することで，ほかで処方された薬と危険な飲みあわせがないかどうかを薬剤師が確認することもできる。もちろん説明文などを添付しておけば，自分がいつ，どのような薬を使用したかを正確に把握できる。

　できることならば，自分の**かかりつけ薬局**を決めておくとよい。違う医療機関で受診しても，いつも同じ薬局を利用していれば，より安全に薬を使用することが可能になる。とくに，同時に複数の医療機関や診療所で受診している人は，1か所に決めて調剤を受けるべきであろう。かかりつけ薬局ではその人の薬に関する記録を保存しているので，薬の使用に関する安全性が高まる。

【URL】
日本薬剤師会：医薬分業 Q & A：http://www.nichiyaku.or.jp/activities/division/fag.html

セカンド・オピニオン
second opinion

....

［関連用語］：インフォームド・コンセント／パターナリズム／かかりつけ医

　インフォームド・コンセント（p.124）の原則が広まるにつれ，医療機関から病状や治療法についての詳しい説明を受けることが可能になってきた。とはいえ，医師の説明がよくわからない，納得できないということもあるだろう。診断が本当に正しいのか，また，ほかに治療法がないのか，疑問をもったまま同じ医療機関で受診し続けることに不安を感じる人も少なくないだろう。

　そのような人のために，セカンド・オピニオンが必要となる。セカンド・オピニオンとは，現在かかっている医師以外の医師に診断や意見を仰ぐことである。治療の選択肢が多岐にわたっている場合は，特にセカンド・オピニオンを必要とする。またセカンド・オピニオンを求めることは患者の権利でもある。米国では，患者が判断に迷う場合には，積極的にセカンド・オピニオンを勧めることが一般的であるといわれている。

　パターナリズム（p.124）が根強い日本では，主治医以外に意見を求めることに抵抗があるかもしれない。しかし自分の治療に自信をもっている医師は，患者がセカンド・オピニオンを求めることに対して，むしろ積極的であるという。また「セカンド・オピニオン外来」を置いている病院もある。ほかの医療機関に通院・入院している患者の主治医からの情報などを元にして，その患者に対する診断内容や治療法などに関して助言を行うことを目的としている。

　ところでセカンド・オピニオンを求めることと，かかりつけ医（p.118）をもつこととは矛盾するようにも思える。しかし自分が信頼できる複数の医師の診断や意見を仰ぐことで，よりよい医療を受ける機会が増えることになるわけである。理想のかかりつけ医を探すためにも，患者が医療に対して受動的にならず，さまざまな情報を分析して，最終的には自分の目で判断するという姿勢がもっとも重要なのだろう。

その他のキーワード

リプロダクティブ・ヘルス／ライツ

　リプロダクティブ・ヘルス／ライツは「性と生殖に関する健康と権利」と訳される。1994年にカイロで開かれた第3回国際人口開発会議において，この概念が提唱されて以来，妊娠・出産はもちろんのこと，女性の生涯に渡る健康と自己決定権についての考え方として広く認知されてきた。

　カイロ会議ではリプロダクティブ・ヘルスを「生殖システムとその機能・過程において，身体的・精神的・社会的に完全に良好な状態」として定義している。リプロダクティブ（reproductive）自体は生殖を意味しているが，リプロダクティブ・ヘルスは必ずしも妊娠・出産だけを対象とはしていない。性行動（特に青少年の），家族計画，中絶や避妊，乳児・妊産婦死亡，性感染症もリプロダクティブ・ヘルスが対象とする内容である。

　また，ドメスティック・バイオレンスのような暴力行為もリプロダクティブ・ヘルスが扱う内容であり，とくにアフリカの一部で行われている女性の割礼（思春期女子の性器の一部を切除したり，または性器を縫合したりする習慣）は，世界的に解決すべき重要な問題とされている。このような問題は人道上の問題であり，個人の権利を阻害するものである。リプロダクティブ・ヘルス／ライツでは，女性が自身の健康を守り，出産にかかわる意思決定をもつことを重要としている。このように女性個人の性にかかわる権利を守ることは，世界の人口対策にもつながる。

性の商品化

　性の商品化とは，性行為や性表現を商品として扱うことを意味する。性の商品化に含まれるものとしては，買売春やそれに類する行為，またポルノ写真・ビデオの販売のような直接的なものや，宣伝広告などでみられる性的な表現のように間接的なものまで幅広い。後者の例としては，酒や車の広告に本来商品とは関係のない水着の女性を登場させることや，いわゆるミスコンテストなどが挙げられる。このような性の商品化は，性差別を助長させたり，見る人に対して性に対する偏った認識をもたせたりする危険性があるとされ，性暴力や性犯罪との関係も指摘されている。

　もちろん，性の商品化すべてを規制することは表現の自由を損なう危険性もあるが，性的自己決定能力が十分とはいえない子供たちが，性の商品化の対象になることを防がねばならない。

　そのような中，18歳未満の者を性の商品化から守るための取り組みとして，児童買春・ポルノ禁止法（児童買春，児童ポルノに係る行為等の処罰及び児童の保護等に関する法律）が1999年11月に施行された。

サイバー犯罪

　サイバー犯罪には，さまざまな種類がある。例えばインターネットを通じた違法なもの（例えば麻薬など）やわいせつな画像などの販売，メールや掲示板を利用した脅迫や誹謗中傷，SNSを利用した性犯罪，オンラインショッピングを利用した詐欺行為，他人のIDやパスワードを盗み取る，あるいはネット上に公開する行為などが挙げられる。

　それ以外にも，コンピュータウィルスやスパイウェア，また「**教唆サイト**」からの危険な情報など，インターネットの利用者，特に子供たちを多くの危険が取り巻いている。

　サイト上の有害情報を遮断するための工夫として，フィルタリングソフトの利用がある。プロバイダーがフィルタリングサービスを用意している場合もあるが，販売されているソフトもある。子供が使用するパソコンやスマートフォンにはそのようなサービスを受けるか，ソフトをインストールしておくことが必要である。

II

III.

健康を支える環境を
理解するために

地球温暖化に代表されるように，現
代の環境問題は特定の地域や人々に
対する影響ではなく，国境を越えて
地球規模で広がっている。同様に食
品のリスクも，輸出入を含めた流通
によって被害が拡大する可能性があ
る。私たちを取り巻く環境は，私たち
に多くの恩恵をもたらす反面，私た
ちの健康を脅かす存在になっている。

【………健康教育的映画ガイド………】
一瞬だけ大統領だった男の長い闘い

『不都合な真実』『不都合な真実2 放置された地球』（2006年, 2017年　アメリカ）

　　F＆パニック映画『デイ・アフター・トゥモロー』（2004年）の中に登場するア
メリカ合衆国副大統領は, 科学者が訴える地球温暖化の危機に耳を貸そうと
しなかった。おそらく, これまでのアメリカの政治家の多くも同じだっただろう。

　ただ, 本映画に主演している「一瞬だけ大統領になった（！）」元副大統領アル・ゴ
アは早くから地球温暖化に危機感を抱き, 積極的に環境問題に取り組んできた。こ
の映画では彼自身がナビゲーターとなり, 地球温暖化の重大さと現在の状況, そし
て未来の姿について明快に解説し, 解決のための行動の重要性を唱えていく。

　二酸化炭素の上昇カーブに沿うように同じく上昇する地球の気温, 溶けて消え
ている氷河, 同時に発生する大規模な洪水と干ばつ。ハリケーンや日本の台風の話
も登場する。ハリケーン「カトリーナ」を例にした話は, アメリカ人にとってはもち
ろん他人事ではない。地球の「炭鉱のカナリア」と呼ばれる北極の変化は, 特に深刻
である。北極の氷が溶けたために溺死した白熊の話も出てくる。

　以前であれば, 蚊の生息が不可能とされていた高地でも, 蚊が増えてきた。これ
らは, 近年の新興感染症, 再興感染症とも, 地球温暖化とも無縁ではない。サンゴ礁
が死滅するために, 魚の生態も大きく影響を受けている。

　彼は多くの写真や映像を用いて現状を語り, 北極や南極の氷が溶けて引き起こ
される海面上昇はCGを使用して悲惨な未来を予告する。ゴアは, 「歯がゆくてた
まらない」と言う。アメリカは, 世界最悪の二酸化炭素排出国である。映画後半には
金の延べ棒と地球を秤にかける図が登場するが, 経済活動と環境保護は相容れな
い部分がある。そのため環境保護を訴える彼は, アメリカ国内では経済をないがし
ろにしていると批判されてきた。この映画に対しても, 地球温暖化の取り上げ方が
大げさであるとか, 科学的に問題があるなどの批判が国内であったという。しかし
彼は, 地球温暖化の問題には政治的な意志と決断が必要であることを強く主張す
る。

　もちろん, 彼の視点がアメリカ合衆国だけではなく, 地球全体に向かっているこ
とは明らかである。ゴアは中国にも飛び, 若者たちを前に「正確な情報と誤った意
見を見極めること」, そして「正しい警告が発せられたら, 国に関係なくそれへ立ち

向かうべきである」と
訴える。

　この声は世界全体へ
発せられたものだろう。
世界の人々は, 彼の声
に応えることができる
のだろうか。

　しかし, この映画に
よる影響力を懸念する
声もあったようだ。一
部では, 映画の中で論
じられたり, あるいは

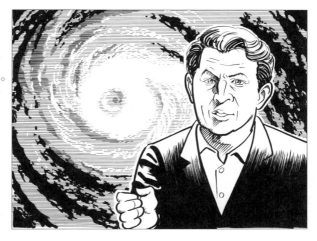

引用されたりした内容に誤りがあるという指摘もあった。またアル・ゴアが自分の
活動を有利に進めるために, メディア操作したのではないかという批判もあった。
それでもアル・ゴアは, 本作品で紹介されているような国際的な環境保護運動が評
価されて, 2007年にノーベル平和賞を受賞した。また映画そのものも, 第79回アカ
デミー賞において長編ドキュメンタリー映画賞とアカデミー歌曲賞を受賞してい
る。

　2017年には続編の「不都合な真実2　放置された地球」が公開された。ゴアの闘い
は続いていたが, 温暖化は止まる気配はない。今回も崩れ落ちる氷河や海面上昇な
どが映像にあらわれる。もちろん1作目以降に再生可能エネルギーの利用が大幅に
推進されたなど明るいニュースもある。そして話題は2015年のCOP21でのパリ協
定へと進んでいく。しかし続編が公開された2017年には, トランプ大統領によって
アメリカ合衆国はパリ協定を離脱することになる。

　ところで冒頭にトランプがゴアを激しく非難し, 「彼のノーベル平和賞は剥奪
すべきだ」というナレーションが入る。また「温暖化はうそだ」というコメントも入
る。この続編はトランプが大統領に就任することを意識して制作されているので
ある。

⋯⋯⋯⋯⋯⋯⋯⋯⋯⋯⋯⋯⋯⋯⋯⋯⋯⋯⋯⋯⋯⋯⋯⋯⋯⋯⋯⋯⋯⋯⋯⋯⋯

『不都合な真実』　■原題: An inconvenient truth　■監督: デイビス・グッゲンハイム　■主な出演者: ア
ル・ゴア

アスベスト（石綿）
asbestos
∵∵

[関連用語]：アスベスト肺／悪性中皮腫／肺がん

■アスベスト（石綿）の危険

　2005年，かつてアスベスト（石綿）を使用した水道管を生産していた工場の従業員や出入り業者，さらには周辺の住民の間でアスベストが原因と思われる健康被害が明らかになり，大きな問題となった。翌2006年には「石綿による健康被害の救済に関する法律（石綿健康被害救済法）」が施行され，2007年には厚生労働省は過去にアスベストを用いた作業従事歴のある人を含む健康管理手帳の交付を行った。

　アスベストは近年になって注目されたように思われるが，実は1971年には製造・取り扱いの規制が行われ，1975年には吹きつけ作業が原則禁止されている。つまり，アスベストの危険性はかなり以前から知られていたわけである。

　アスベストは天然に存在する繊維状けい酸塩鉱物であり，主に断熱・保温材や絶縁材料として使用されてきた。学校の理科の実験でも，石綿金網が使われていた時期もある。アスベストはその繊維が非常に細いため，吹きつけや除去作業などでは飛散しやすく，人が吸入するおそれが高い。2006年には，代替が困難な一部の製品を除き，原則として製造，輸入，使用などが禁止されている。

■アスベストによる健康被害

　では，アスベストはどのような健康被害をもたらすのだろうか。アスベストが原因で発症する病気には，アスベスト（石綿）肺，悪性中皮腫，肺がんなどが挙げられる。アスベスト肺は肺が線維化してしまう肺線維症（じん肺）の一種であり，ガス交換機能が著しく低下する病気である。悪性中皮腫は胸膜，腹膜，心膜などにできる悪性の腫瘍である。特に胸膜にできる悪性中皮腫は，その原因はほとんどがアスベストとされる。アスベストは肺がんも引き起こすといわれているが，アスベストの繊維が肺の細胞を刺激することによって発生すると考えられている。

　これらアスベストによる健康被害の共通した特徴は，アスベストを吸入してから病気の発症までの期間が非常に長いということが挙げられる。とくに悪性中皮種の場合は，潜伏期間が50年に及ぶこともある。アスベストを吸入してしま

った場合,悪性中皮腫や肺がんの発症を防ぐ有効な手段はないとされる。また,アスベストを直接扱う作業を行った人以外(たとえば工場周辺の住民やアスベストを用いた建築物を利用した人など)の場合は,本人もアスベストが原因であることに気づきにくく,救済が遅れてしまうことも予想できる。

■アスベスト対策の現在

　現在,アスベストの健康被害に対しては,前述した救済法や健康管理手帳以外にも,健康相談窓口の設置,離職者に対する特別健康診断などが行われている。健康被害の予防については,2005年にアスベストを特定化学物質等障害予防規則から分離して,石綿障害予防規則が制定された。これによって,アスベストを使用した建築物の解体作業を行う場合には,事前調査や作業の届出,さらにはアスベストの曝露を防ぐための種々の対策が事業者に対して義務づけられた。また,2006年には「石綿による健康等に係る被害の防止のための大気汚染防止法等の一部を改正する法律」が公布,施行されている。

　ところで過去に学校施設では,耐火・吸音などを目的としてアスベストが使用された例が少なくなかった。文部科学省は,2005年に学校施設などにおける吹きつけアスベスト等使用実態調査を実施し,翌年結果を公表した。公立学校におけるアスベストの使用状況をみると,「吹きつけアスベストを用いた教室などがある」は9.5%であり,そのうちの約1割の学校ではアスベストが飛散するおそれがあると報告されている。そうした結果を受けて,文部科学省では学校での対策の指針をまとめている。具体的には,アスベストの飛散によって曝露する危険性が高い学校では,アスベストの「除去」や「封じ込め」「囲い込み」などの工法を選択し,対策工事を実施する必要があるとされている。損傷や劣化がない場合やすでに「囲い込み」などの対策を行っている学校においても,状況の周知や適切な管理が求められている。

　2011年に石綿健康被害救済法が改正された。この改正により,支給対象の拡大が行われた。

【URL】
厚生労働省　アスベスト(石綿)情報:
https://www.mhlw.go.jp/stf/seisakunitsuite/bunya/koyou_roudou/roudoukijun/sekimen/index.html

地球温暖化
（ちきゅうおんだんか）

[関連用語]：温室効果ガス／京都議定書／パリ協定／バイオ燃料／カーボンオフセット／エコロジカル・フットプリント／地球温暖化対策推進大綱／エコまち法

■地球温暖化の主因は温室効果ガス

　地球の平均気温が上昇していることが，確認されている。この100年ほどの間に，地表の平均気温は約0.5℃上昇したといわれ，このままいくと，100年後にはさらに約2.0℃上昇すると予想されている。気温の上昇によって氷河や氷山などが溶けて，海面は約50cm上昇し，広大な面積の地表が水没すると考えられている。また高潮や洪水の被害も増えるだろう。

　地球温暖化の主因としては，温室効果ガスの増加が挙げられる。温室効果ガスとは，地球を温める性質をもつガスである。温室効果ガスとしては二酸化炭素がよく知られているが，そのほかにメタン，亜酸化窒素，オゾン，フロンなどがある。これらのガスがなぜ地球の気温を上昇させるかというと，赤外線を吸収する性質があるためである。温室効果ガスに吸収された熱は，太陽光線が地表に当たらない時にも地球を温める役割を果たすため，夜でも気温が著しく低下することがない。このように地球を温室のように温めることから，この作用を「温室効果」と呼ぶ。大気のない月では昼夜の温度差が200度にもなることを考えれば，温室効果ガスが生物の生存にとって非常に重要な役割を果たしていることがよくわかる。しかし，それが過剰に増加すると，大きな問題を引き起こしてしまう。二酸化炭素は，さまざまな産業活動の拡大と森林の伐採にともなって増加してきた。人工の温室効果ガス（代替フロンなど）も登場してきた。

　温室効果ガスは，気体の種類によって赤外線の吸収の程度や，気体自体の寿命（残留期間）が異なる。そこでこれらを考慮して，気体の温室効果を比較することができるように考案されたのが地球温暖化指数（GWP）である。GWPを用いると，フロンの温室効果は二酸化炭素の数千倍である。

　ところで地球温暖化による健康被害としては，どのようなものが考えられるであろうか。まず予想されるのは，マラリアのような熱帯，亜熱帯地域にみられる感染症の増加である。マラリアの感染を媒介する蚊の生息域が広がることによって，世界で5,000万人以上患者が増加するとみられている。また米スタンフォード大学のジェイコブソン教授によると，地球の平均気温が1度上昇すると

年間2万人の死者が増えることが指摘されている(朝日新聞2008年1月21日)。温暖化によって都市部のオゾンや浮遊粒子が増加し,ぜんそくや肺気腫による死者が増えるというものである。

■京都議定書とは

地球温暖化を解決するためには,世界各国が協力して対策にあたらなければならない。1997年京都で開催された「気候変動枠組条約第3回締約国会議(COP3,いわゆる地球温暖化防止京都会議)」で,気候変動枠組み条約の議定書,すなわち**京都議定書**が採択された。それによると2008年から2012年の間に,二酸化炭素,メタン,亜酸化窒素,代替フロンなど3種(HFC, PFC, SF_6)の計6種類の温室効果ガスの排出量を削減することが決まった。削減目標は先進国全体では,1990年の値を基準として5.2%の削減と,EU全体で8%,米国で7%,日本で6%など国ごとの削減目標値も定められた。

2014年に発表された2012年度の日本の温室効果ガス排出量の確定値は,基準年比8.4%減で,目標値である6%減を達成した。2012年に行われた京都議定書第8回締約国会議(CMP8)では,2013年から2020年までの各国の削減目標が新たに定められたが,これには日本は参加していない。京都議定書は批准していない国や削減義務のない国があり,公平性を欠くことが課題となっている。

京都議定書を引き継ぐ枠組みとしてポスト京都議定書が議論された。2015年12月「気候変動枠組条約第21回締約国会議(COP21)」において「**パリ協定**」が採択された。パリ協定の発効条件は,55か国以上が参加すること,世界の総排出量のうち55%以上をカバーする国が批准することとなっていたが,アメリカ合衆国や中華人民共和国も批准し,2016年11月4日に発効された。日本は発効後に批准し,2030年までに温室効果ガスを2013年と比べて26%削減するという目標を立てている。

アメリカ合衆国は,2017年にトランプ大統領がパリ協定からの離脱を宣言し,2019年に正式に離脱を表明した。しかし2021年にトランプから政権を引き継いだバイデン大統領により,アメリカ合衆国のパリ協定への復帰が表明された。

■温暖化抑止の実際

地球温暖化を抑止するためには,まず温室効果ガスの排出を減らすことが重要だが,そのためにはさまざまな工夫が考えられる。

・バイオ燃料

　ガソリンの代替燃料として注目を集めているのが, サトウキビやトウモロコシのような植物や建築廃材などから作られるバイオエタノールである。バイオエタノールを用いた**バイオ燃料 ETBE**(エタノールにガソリンを混合させたという物質)はすでに日本でも試験販売されている。バイオ燃料も燃焼して二酸化炭素を放出するが, 植物が育つ段階で二酸化炭素を吸収するため, 京都議定書に示された排出量には加算されない。それゆえ多くの国々が導入を進めている。

　しかしバイオ燃料にも問題点がある。トウモロコシをバイオ燃料生産にまわすために食糧が不足することや, サトウキビ畑を増やすために逆に環境破壊が進んでいるという事実がある。

・カーボンオフセット

　二酸化炭素などの温室効果ガスの排出を, 二酸化炭素削減事業などによってオフセット(帳消し)にする方法である。例えば自分が使った二酸化炭素を排出量に応じて金額に換算し, それを省エネや植林事業などに支払う方法である。二酸化炭素削減事業にお金を支払って, 排出権を得ると考えることもできる。しかし排出に対してどの程度の値段をつけるかは, これから検討しなければならない問題である。

・エコロジカル・フットプリント

　人間が食糧など生活に必要なものを得るために, どの程度環境に依存しているかを測る指標がフットプリントである。ある地域の経済活動をもとに, 依存の程度を土地の広さに換算し, 一人あたりの値を求める。その結果によると, 世界中の人が日本人と同じ生活をしたら, 地球が2.4個分必要になるという(エコロジカル・フットプリント・ジャパン HP より)。地球温暖化を直接解決するものではないが, 環境保全の意識を高めるために効果的な方法といえるだろう。

　また1998年に公布された地球温暖化対策推進法に基づいて国の対策が進められ, 具体的には**地球温暖化対策推進大綱**(改定大綱, 2002年3月)にまとめられた。例えば, 国民のテレビ視聴時間を1日1時間減らすこと, 節水シャワーヘッドを使うこと, 職場で昼休みに消灯することなど, 身近な対策を促している。

　またチーム・マイナス6%という国民運動が行われた。チーム・マイナス6%では, 二酸化炭素削減のための6つのアクションを提案し, その実行を推進した。6つとは, 「温度調節で減らそう」「水道の使い方で減らそう」「自動車の使い方

で減らそう」「商品の選び方で減らそう」「買いものとごみで減らそう」「電気の使い方で減らそう」である。この運動は,現在は25％削減をめざすチャレンジ25キャンペーンに引き継がれ,2014年からは「Fun to Share」がスタートした。

■国内対策

国土交通省,環境省,経済産業省の3省は,「都市の低炭素化の促進に関する法律」(略称**エコまち法**)案を提出し,2012年に施行された。これは日本の二酸化炭素排出の約5割は都市における社会経済活動が原因であり,都市の低炭素化の促進が必要とされるためである。具体的には公共交通機関の利用促進や建築物の低炭素化の施策を講じることなどである。

【文献】
1) 佐和隆光『地球温暖化を防ぐ　20世紀経済システムの転換』岩波新書, 1997
2) 松橋隆治『京都議定書と地球の再生』NHK ブックス, 2002
3) マティース・ワケナゲル, ウィリアム・リース『エコロジカル・フットプリント　地球環境持続のための実践プランニング・ツール』合同出版, 2004』
4) アル・ゴア『不都合な真実　切迫する地球温暖化,そして私たちにできること』ランダムハウス講談社, 2007
【URL】
首相官邸　地球温暖化対策推進本部: https://www.kantei.go.jp/jp/singi/ondanka/
環境省　地球環境・国際環境協力: https://www.env.go.jp/earth/
日本カーボンオフセット: https://www.co-j.jp/
エコロジカル・フットプリント・ジャパン: http://www.ecofoot.jp/top.html

【……健康教育的映画ガイド……】
破滅へのグローバリゼーション

『ダーウィンの悪夢』（2004年　オーストリア・フランス・ベルギー）

本作はアフリカ中央に位置し，淡水湖としては世界第2位の広さを誇るヴィクトリア湖，そして湖畔の町を舞台とするドキュメンタリーである。この映画の主役ともいえるのがナイルパーチという食肉魚。耳慣れない名前だが，この魚を口にしたことのある日本人は結構多いはずである。というのも日本では「スズキ」あるいは「白スズキ」と名前がつけられ，フライなどで売られることも多い魚なのだから。

　ナイルパーチはヴィクトリア湖の在来種ではなく，半世紀ほど前にバケツ一杯分がヴィクトリア湖に放流された外来種である。ヴィクトリア湖畔の人々にとって，ナイルパーチは大きな恩恵をもたらす魚のように思われた。ナイルパーチの放流により，ナイルパーチ加工工場が作られ，そこでの雇用がもたらされ，自分たちの食料も得られるはずだった。しかし，実際に恩恵を被っているのは工場の経営者など一部の人間だけにすぎない。

　ヴィクトリア湖のナイルパーチは，在来種の多くの魚を食いつくし，ヴィクトリア湖の生態系を破壊してしまった。そのため漁師らは自分たちが口にする魚をとることができず，住民たちは加工後にごみとして捨てられたナイルパーチの骨や頭を拾い集めて食料とするしかない。

　ヴィクトリア湖のナイルパーチはヨーロッパを中心に輸出され，前述のように日本も輸入している。ナイルパーチは，富む者と貧困で苦しむ者を生んだのだ。町の人々の多くは貧しいままで，そうした中で暴力，売春，エイズ，そして死がごく日常的な出来事となっている。特に，エイズは漁師たちの命を奪うだけではない。エイズで夫を失った妻が生活のために売春婦となる。感染を広げ，エイズで親を失った子供たちはストリートチルドレンとなり，彼らは恐怖心を取り除くために，ナイルパーチの包装材を溶かして薬物として吸入する。

　こうした状況は，ヴィクトリア湖畔だけの問題だけではなく，世界の問題でもあるのだ。

　さらに，ナイルパーチを運搬する輸送機はヨーロッパを往復する間に，密かに武器をアフリカへ持ち込んでいるという噂もある。それがまた紛争を生み，一部の人

間の懐を潤す反面,多くの人々を貧困と死に追いやるのである。

本作には,さまざまなテーマが含まれているが,もっとも重要なのはグローバリゼーションへ投げかけた疑問である。ヴィクトリア湖のたったバケツ1杯のナイルパーチによって,連鎖が連鎖を生み,世界規模へと広がっていったのだ。

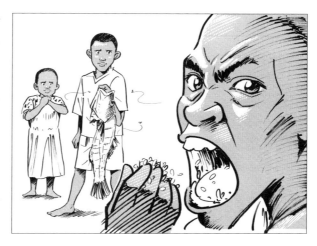

近年のヘルスプロモーションもグローバリゼーションが重視されているように,健康を改善する上での連携や協働は,国内外を問わず重要な役割を果たすことが期待されている。しかしこの映画で示されたように,グローバリゼーションは負の連鎖を生み出すことがある。たとえば近年注目を浴びているバイオエタノールは,世界規模で環境保全と環境破壊の両面が予想されるものだ。本作のフーベルト・ザウパー監督はインタビューの中で「世の中には一つの事実がある場合,必ずポジティブな面とネガティブな面が同居している」と述べている。非常に重要な言葉である。目的が経済成長であれ,環境保護であれ,健康であれ,グローバリゼーションを進めている中では,負の結果が生じる可能性があることを肝に銘じておかねばならない。

本作は世界中の映画祭でさまざまな賞を受賞し,国際的に大きな注目を浴びた。映画自体は淡々と人々の様子と会話を記録しているだけだが,実に雄弁なドキュメンタリーとなっている。ところで,この映画は貧困と絶望を描いた映画ではあるが救いがまったくないわけではない。カメラの前に登場したある少年は,「勉強をしたい」と自分の希望を語っている。

希望を捨てないことが,問題の解決につながっていくのかもしれない。

....

『ダーウィンの悪夢』　■原題: Darwin's nightmare　■監督／構成／脚本／撮影: フーベルト・ザウパー

食中毒
（しょくちゅうどく）

[関連用語]：腸管出血性大腸菌O157／ノロウイルス

■食中毒の種類

　食中毒には，一部のきのこや魚などによる自然毒からの食中毒と，細菌性の食中毒がある。一般に起こる多くの食中毒は細菌性の食中毒で，細菌性の食中毒には感染型と毒素型がある。

　感染型とは食品中で増殖した菌を食品とともに摂取した後，体内で再び増殖して中毒を起こすタイプで，代表的な細菌には，サルモネラや腸炎ビブリオがある。サルモネラの感染源としては，卵（とくに卵黄）や肉が挙げられる。腸炎ビブリオは海水に住む菌で，魚介類の生食によって中毒が起こる。また塩分を好む性質をもっているので，漬けものによって感染する例もある。いずれも加熱することで，菌は死滅する。

　毒素型の食中毒は，食品中の菌が増殖するとともに毒素を出し，その毒素によって中毒を起こすタイプである。黄色ブドウ球菌やボツリヌス菌がその例である。黄色ブドウ球菌はエンテロトキシンという毒素を出す。潜伏期間が短く（平均3時間），おう吐，腹痛などの症状があらわれる。菌自体は熱に弱いが，エンテロトキシンは加熱しても分解されにくいので，注意が必要である。あらゆる食品が感染源となり得る。ボツリヌス菌の出す猛毒のボツリヌス菌毒素は神経系へ作用し，ものが二つに見える，ものが飲み込めない，呼吸困難などの症状があらわれ，適切な治療を行わないと死亡する危険性も高い。嫌気性菌なので缶詰，瓶詰，ソーセージやハムなどが感染源となりやすい。毒素型の食中毒の予防には，十分な加熱が必要である。

　自然毒からの食中毒は細菌性のものよりも発生件数は少ないが，症状が重くなるケースが少なくない。特に注意が必要なのはキノコである。毒キノコと食用キノコの区別が難しい場合は，口にしないことが一番である。また魚介類では，フグや一部の二枚貝が中毒を起こすことが知られている。

■腸管出血性大腸菌O157

　大腸菌は人や動物の腸管に存在する。普通病原性はないが，一部の大腸菌は，人に対して重大な病原性をもっている。その中で，出血をともなう腸炎や溶血性

尿毒症症候群（HUS）を起こすのが腸管出血性大腸菌である。一般によく知られている O157 はそれらの大腸菌の一つであり，正確には**腸管出血性大腸菌 O157**という。

O157 は毒性の強い「ベロ毒素」をつくり出し，これが腸からの出血や HUS を引き起こす。感染源は肉類のほか，汚染された水，野菜，果物などさまざまな食品である。日本では1996年の夏に，堺市を始めとして各地で合計6,000人を超える患者が発生して問題となった。その後も O157 以外も含めた腸管出血性大腸菌感染症は，毎年3,000人程度の患者を出している。1996年に起きた感染では，給食食材の汚染が問題となり，その後検査食保存期間の延長（2週間以上）や給食施設へのドライシステム（床を乾燥させ，細菌の繁殖を防ぐ）の導入が行われた。

■ノロウイルスによる感染性胃腸炎

主に冬季に発生する「おう吐下痢症（感染性胃腸炎）」の原因となる病原体の一つにノロウイルスがある。ノロウイルスは手や食品などを介して口に入り，腸管で増殖する。その結果，おう吐，下痢，腹痛などが起こる。幼児や高齢者では重症化することもある。

ノロウイルスに対しては有効なワクチンや抗ウイルス剤がないため，対症療法が主要な治療法となる。まず脱水症を防ぐことが大切である。

■食中毒を予防するには

食中毒は一般に6月〜10月の気温の高い季節に多発する傾向があるが，ノロウイルスによる食中毒のように冬季でも発生しているので，年間を通して注意が必要である。食中毒予防の原則は，「病原体をつけないこと」「病原体を増やさないこと」「病原体を殺すこと」である。具体的には手指や調理器具は常に清潔にし，生ものと料理済みのものを触れさせない（二次汚染の予防）。調理された食品はできるだけ早く食べ，肉や魚などの食材やすぐに食べない食品は，冷蔵あるいは冷凍保存する。また，細菌などで汚染される可能性のある食品は十分に加熱することである。

【URL】
厚生労働省　食中毒予防：
http://www.mhlw.go.jp/stf/seisakunitsuite/bunya/kenkou_iryou/shokuhin/syokuchu/index.html

食品添加物
（しょくひんてんかぶつ）

[関連用語]: 食品衛生法／天然添加物／食品安全委員会／コーデックス基準

■食品添加物を使う理由

　食品衛生法では「食品の製造の過程において又は食品の加工もしくは保存の目的で, 食品に添加, 混和, 浸潤, その他の方法によって使用する物」を食品添加物と呼んでいる。食品添加物の役割を, もう少し詳しく述べると次のようになる[1]。

① 食品の腐敗や変質を防ぐもの……保存料, 殺菌料, 防カビ剤, 酸化防止剤など

② 食品の嗜好性を高めるもの……着色料, 漂白剤, 香料など

③ 味つけに使われるもの……調味料, 甘味料など

④ 製造を容易にするもの……乳化剤（混合を容易にする）, 膨張剤など

⑤ 栄養を強化するもの

　食品添加物は, 安全性が確認されて食品衛生法で認可している「指定添加物」のほか, 使用実績が認められている「既存添加物」がある。既存添加物は天然添加物であるが, たとえば甘味料のステビア, 着色料のカラメル色素などがそうである。天然香料は花や樹皮のような動植物から抽出されたもの, 一般飲食物添加物は緑茶のように飲食されているものが添加物として使用されるものである。既存添加物, 天然香料, 一般飲食物添加物はすべて天然添加物である。1995年に食品衛生法が改正されて, 天然添加物も指定されるようになり, それ以降は天然添加物であっても指定を受けることになった（図1）。

■食品添加物の安全性

　2002年5月, アセトアルデヒド, プロピオンアルデヒド, ヒマシ油などを原料とした無認可香料が食品で使用されていることが判明し, 過去に例がないほど大量の食品の自主回収に発展した。当時, これらの原料は日本の食品衛生法ではいずれも認可されていなかったが, アセトアルデヒド（現在は日本でも添加物に指定されている）とプロピオンアルデヒドは, 国際的には安全と評価されている原料である。またヒマシ油もごく微量であれば安全とされている。

　国によって認可されている食品添加物が異なるため, 例えば日本で認可されていない食品添加物を使用した海外生産品は輸入できない。またその逆もあり

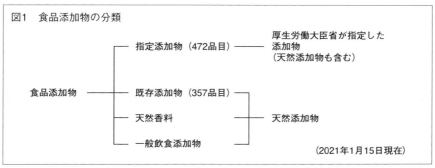

図1　食品添加物の分類

指定添加物（472品目）── 厚生労働大臣省が指定した添加物（天然添加物も含む）

既存添加物（357品目）── 天然添加物

天然香料

一般飲食添加物

（2021年1月15日現在）

（日本食品添加物協会ホームページより）

得る。もっとも，日本で認可された食品添加物すべてが安全確認されているわけではないし，特に既存添加物は経験上大丈夫とされているが，天然添加物だから安全であるというわけでもない。

　現在，新たに使われる食品添加物は，天然か合成かの区別なくすべて，**食品安全委員会**による安全性の評価を受け，厚生労働大臣の指定を受けて「指定添加物」になる。安全性はADI（許容一日摂取量）と実際の摂取量を基にして判断している。2003年の食品衛生法の改正によって，安全性に問題があることが明らかになった添加物やすでに使用実績のないものについては，使用禁止にすることができるようになった。

　なおWHO（世界保健機関）とFAO（国連食糧農業機関）が共同で設置している合同食品添加物専門委員会では，添加物の規格や安全性についての評価を行っており，その結果を考慮して，国ごとに食品添加物の認可を行っている。

　また同じくWHOとFAOによるコーデックス委員会（合同食品規格委員会）という組織もあり，国際的に流通する食品の規格基準について検討を行い，国際食品規格集を制定している。これに示されている食品添加物や残留農薬などの規格基準は，**コーデックス基準**と呼ばれる。

【文献】
1)　渡辺雄二『食品添加物　安全神話の崩壊』丸善ライブラリー, 1996
【URL】
日本食品添加物協会 HP：http://www.jafa.or.jp/index.hml
厚生労働省　食品添加物：
http://www/mhlw.go.jp/stf/seisakunitsuite/bunya/kenkou_iryou/shokuhin/syokuten/

遺伝子組換え食品／ゲノム編集食品
（いでんしくみかえしょくひん／げのむへんしゅうしょくひん）

[関連用語]：組換え DNA 技術／食品安全委員会

■遺伝子組換え食品とは

　遺伝子組換え食品とは，ある生物から必要な遺伝子を取り出し，それを別の生物に組み入れることで新しい性質をもつようになった作物やその加工食品のことである。**組換え DNA 技術**の進歩によって，遺伝子組換え食品の開発が容易となった。もちろん遺伝子組換え食品という現象は，人工的に手を加えなくても起こることがある。つまり突然変異であり，従来の品質改良はこれを利用していた。しかし組換え DNA 技術を用いた遺伝子組換え食品では，種の異なる生物であっても遺伝子を利用できるという利点があり，従来の品質改良以上に目的にかなった作物を的確に作り出すことが実現した。例えば，殺虫力のある微生物などの遺伝子を組み込むことで，害虫に強い性質をもつ作物を開発することができる。同じように除草剤の成分を分解する作用をもつ細菌の遺伝子を組み込み，除草剤耐性をもつ作物を作り出すことができる。もちろん食品だけではなく，花のような食品以外の植物にも応用されている。

　実際に作られている遺伝子組換え食品としては，大豆，ジャガイモ，トウモロコシ，トマトのような作物や，それらを用いた加工食品が挙げられる。

■ゲノム編集食品

　ゲノム編集食品はゲノム編集技術を用いて作られた食品である。ゲノム編集技術とは，DNA を切断する酵素を使って，目標とする DNA 配列を切断し突然変異を起こさせる技術である。ほかの生物の遺伝子を入れる遺伝子組換え技術とは異なり，その生物の遺伝子を書き換えることになる。この時用いる酵素は「ハサミ」ともいわれるが，2020年のノーベル化学賞は CRISPR-Cas9（クリスパー・キャス9）という「ハサミ」を用いた新しいゲノム編集技術の開発者に授与された。CRISPR-Cas9を用いると，これまでよりも簡単にゲノム編集が可能となる。

　ゲノム編集による食品の例としては，芽に毒素を作らないジャガイモのように農作物はもちろん，筋肉量を増やしたタイなどの養殖魚や家畜などでも応用されている[1]。また遺伝子組換え技術でも行っている除草剤耐性のある農作物も，ゲノム編集によって作り出すことが可能である。2017年にはゲノム編集さ

れたイネが初めて野外栽培され収穫された。このイネでは収量を増やすための
ゲノム編集がされている。このように，今後はゲノム編集が新しい農作物や家畜
等を作り出すための主流となっていくことが予想される。

■遺伝子組換え食品の安全性と表示

おそらく多くの人が，すでに遺伝子組換え食品を口にしているのではないだ
ろうか。実は，そのくらい遺伝子組換え食品はすでに私たちの生活に浸透してい
るのである。誰もが心配することは，このように遺伝子を操作した食品を食べて
安全なのだろうかということであろう。

食品安全委員会は，「遺伝子組換え食品(種子植物)の安全性評価基準」に基づ
いて，安全性の審査を行っている。申請業者が作成した資料のみに基づいて行わ
れる。現在厚生労働省は，安全性審査の手続きを経た遺伝子組換え食品等一覧を
公開している。2021年3月現在で325種の食品と，49種の添加物が公表されている。
安全性審査を受けていない遺伝子組換え食品は，輸入，販売等が法的に禁止され
ている。また2001年4月からは遺伝子組換え表示が義務化された。農産物や加工
食品について，作物名や原材料名とともに，「遺伝子組換え」や「遺伝子組換え不
分別」を表示することになった。しかし表示によって食品の安全性が保証された
わけではなく，選択の自由が与えられたと，とらえるべきであろう。遺伝子組み
替え食品が，今後も健康問題との関わりで論じられる可能性は高い。しかし着実
に私たちの生活に浸透していくことは間違いないだろう。

■ゲノム編集食品の安全性

ゲノム編集食品の安全性については，遺伝子組換え食品のような明確な規制
が行われているわけではない。前述の「組換え DNA 技術応用食品及び添加物の
安全性審査」は遺伝子の組換えが行われていることが前提となる。ゲノム編集食
品については，申請者が厚生労働省へ事前相談の上，上記の安全性審査を経ずに
販売することが可能となっている。しかしゲノム編集食品が環境へ影響を及ぼ
す危険性について指摘する声もある[2]。

【文献】
1)　厚生労働省「新しいバイオテクノロジーで作られた食品について」2020
　　https://www.mhlw.go.jp/content/11130500/000657695.pdf
2)　石井哲也『ゲノム編集を問う　作物からヒトまで』岩波新書, 2017

食品安全委員会
（しょくひんあんぜんいいんかい）

[関連用語]：BSE ／食品添加物／食品安全基本法／リスクコミュニケーション

■脅かされる食の安全

　近年，消費者である私たちの食品の安全に対する信頼が揺らぐような事件が次々と起こっている。2001年には国内でのBSE（牛海綿状脳症）感染牛の発生，2003年には米国でのBSE感染牛の確認と牛肉輸入停止，そして2007年には国内の食品の偽装表示・不正表示の問題が大きく取り上げられ，2008年には，中国で製造された一部の食品に含まれていた農薬（メタミドホス）によって，日本国内で中毒患者が発生している。

　私たちが口にする食品が安全かどうかは，私たちの健康をそのまま左右する。したがって，食品の安全は確実に守っていかなければならない。しかし私たち自身でできることには限界があるため，さまざまな法律と機関が食品の安全確保にかかわっている。食品添加物の項（p.142）で述べた食品衛生法もその役割を果たしているが，近年の国民の食に対する関心の高さ，輸入食品の安全性の確保，食品に対するリスク分析の必要性などを背景に，2003年には食品安全基本法が成立し，施行されている。その重要な柱が，食品安全委員会である。

■食の安全を守る専門機関の必要性

　食の安全にかかわる世界的な課題といえば，やはりBSEであろう。1990年代初めにイギリスで大きな問題となったBSEは，またたく間にヨーロッパ諸国へと飛び火していった。EUおよびEU各国は食の安全を確保するための組織づくりを進めたが，その一つが欧州食品安全庁である。さらにイギリス，ドイツ，フランスなどは，食品安全にかかわる独自の組織を発足させた。

　日本でも2003年に，食の安全を専門的に扱う独立委員会として，食品安全委員会が発足した。食品安全委員会は，食品安全基本法に基づき，内閣府に設置されている。

■食品安全委員会の役割

　食品安全基本法では，リスク分析という考え方で食品の安全を確保することを定めている。ここでいうリスク分析はリスク評価，リスク管理，リスクコミュニケーションからなる取り組みである。食品安全委員会は，食品安全に関するリ

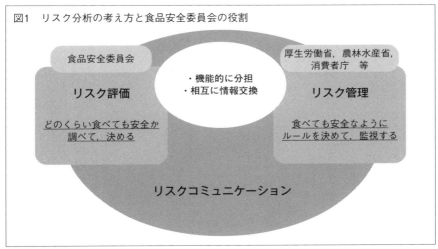

図1　リスク分析の考え方と食品安全委員会の役割

食品安全委員会

リスク評価

どのくらい食べても安全か
調べて，決める

・機能的に分担
・相互に情報交換

厚生労働省，農林水産省，
消費者庁　等

リスク管理

食べても安全なように
ルールを決めて，監視する

リスクコミュニケーション

（「食品安全委員会2013」より）

スク評価を行う機関である。図1は食品安全委員会とほかの機関（厚生労働省，
農林水産省，消費者庁など）との関係と役割を示している。

　食品安全委員会が行うリスク評価とは，食品健康影響評価すなわち食品を食
べることによって有害な要因が健康に及ぼす影響の程度を客観的に評価するこ
とである。この結果を受けて，他省庁は食品の安全性の確保など適切な施策を行
うことになる。また別の役割として，リスクコミュニケーションがある。リスク
コミュニケーション（p.208）については第Ⅳ章で詳しく述べているが，リスク評
価について消費者や関係業者などと情報や意見の交換を行うことを指している。
具体的な活動の一つとしては，食品安全モニター制度がある。全国の消費者から
食の安全にかかわる意見の聴取，情報の提供などの活動を行っている。

【文献】
1)　食品安全委員会「食品安全委員会」2013
【URL】
食品安全委員会：http://www.fsc.go.jp/

消費者基本法
（しょうひしゃきほんほう）

[関連用語]：国際消費者機構／消費者保護基本法／国民生活センター／消費生活センター

■消費者の権利と責任

　「消費者の権利」という概念は，アメリカ合衆国第35代大統領ジョン．F. ケネディが1962年に「消費者の利益の保護に関する連邦会議の特別教書」で，以下の4つの権利を示したのがきっかけで，世界中に広まったといわれている。すなわち，「安全への権利」「情報を与えられる権利」「選択をする権利」「意見を聴かれる権利」である[1]。これに基づき，アメリカ合衆国では「公正包装及びラベル表示法」や「消費者信用保護法」などが制定されている。

　その後もこの4つの権利が基本となり，国際消費者機構（Consumers International）は1982年に消費者の8つの権利と5つの責任を示した（表1）。

　消費者には単に権利があるだけではなく，権利とともに責任も生じる。しかし，まずは消費者を保護することが前提となり，その上で消費者がとるべき行動が明らかになる。

■保護から自立支援へ

　日本の消費者政策は，消費者保護基本法からスタートしたといえるだろう。この法律は1968年に議員立法によって制定されたものだが，30年以上に渡って日本の消費者政策のフレームワークとなってきた。具体的には消費者のために事業者の活動を規制するなどの対策が中心となっていた。しかし，単に行政が消費者を保護するだけでは解決できないさまざまな問題が生じ，年々状況が変化し

表1　消費者の8つの権利と5つの責任[1]

8つの権利	5つの責任
① 生活のニーズが保証される権利	① 批判的意識をもつ責任
② 安全への権利	② 主張し行動する責任
③ 情報を与えられる権利	③ 社会的弱者への配慮責任
④ 選択をする権利	④ 環境への配慮責任
⑤ 意見を聴かれる権利	⑤ 連帯する責任
⑥ 補償を受ける権利	
⑦ 消費者教育を受ける権利	
⑧ 健全な環境の中で働き生活する権利	

てきた。その背景には経済活動のIT化やグローバル化などがある。

そのような社会の変化を受けて、消費者は自立した主体として行動することが求められてくるようになった。行政はそれを支援する立場になる。すなわち「保護」から「自立支援」への転換である。

■消費者基本法

2002年から国民生活審議会消費者政策部会において「21世紀型消費者政策のあり方」に関する議論がスタートした。2003年には報告書が取りまとめられ、そこでは消費者保護基本法の見直しが提言された。そして、2004年に**消費者基本法**が成立、施行された。

消費者基本法の基本理念や施策は、次のとおりである。消費者の権利の尊重はもちろん、消費者の自立の支援が基本となっている。消費者については、進んで消費生活に必要な知識を習得し、自主的かつ合理的に行動することが求められる。そのための消費者教育の充実がはかられる。支援という点からは、消費生活における環境の保全への配慮が必要になる。もちろん事業者の責務の拡充も行われ、事業者は情報提供や自主行動基準の作成につとめることとなった。

■国民生活センター・消費生活センターの役割

独立行政法人**国民生活センター**は1970年に特殊法人として設立されたが、消費者基本法の制定にともない、消費生活に関する情報の収集や提供、苦情相談などを行う機関としての役割を担うことになった。具体的には、TVやインターネット上での生活情報番組の放送、商品テストなどに関する記事を掲載した情報誌の発行、そのほか消費生活に関する啓発リーフレットなどを作成・配布している。また全国消費生活情報ネットワークシステム、あるいは危害情報システムを通じて、消費生活情報の分析を行っている。地方公共団体には消費生活センターが置かれ、消費者行政の実務にあたっている。2018年4月1日現在で全国に855カ所の**消費生活センター**が設置されている。

【文献】
1）　消費者庁「ハンドブック消費者2014」2014
【URL】
国際消費者機構（Consumers International）：http://www.consumersinternational.org/
独立行政法人国民生活センター：http://www.kokusen.go.jp/

製造物責任法（PL法）
（せいぞうぶつせきにんほう）

....
[関連用語]：製造物責任／電気用品安全法／SGマーク

■製品の使用にともなう事故

　私たちは毎日，非常に多くの製品を使用して生活しているが，時として商品使用が原因となって事故が起きてしまうこともある。国民生活センターの危害情報システムでは，全国各地の消費生活センターに寄せられた消費者相談を元に，危害情報の分析を行っている。それによると，商品・サービスに関連する危害（人身事故が生じたもの）件数は毎年10,000件以上にのぼっている。危害にまでいたらない危険の状況は，消費者相談にもち込まれないことも多いと予想されることから，商品使用にともなうもっと多くの危険と危害が，実際には存在していると考えられる。

■製造物責任

　製造者に過失がなくても，製品に欠陥があれば賠償責任を負う必要がある。それが**製造物責任**である。**製造物責任法（PL法）**は，製品の欠陥によって生命，身体または財産に損害を被ったことが証明された場合に，製造業者などに対して被害者が損害賠償を求めることができるように定めたものであり，1995年7月1日に施行された。この場合，製造者の過失の有無にかかわらず損害を賠償する責任がある。この法律によって，被害者が円滑かつ適正に救済される上で役立つだけではなく，製造者が製品の安全性に対して十分な注意を払うことも期待されるようになった。しかし，PL法は農林水産物やクリーニングなどのサービスは対象となっていない。また製品を使用していて事故にあったとしても，消費者側の使用方法に問題がある場合には，もちろん製造者の責任を問うことはできない。

　なお製品の欠陥には，製品がもつ危険性に関する適切な情報を与えなかった場合も含まれる。たとえば取扱説明書の記述に不備があり，使用者がその危険に気づくことなく，製品使用にともなって損害を被ることもあり得る。この場合も製造物責任に該当する。そのため，製造者らは正しくかつわかりやすい使用説明書を作成する必要があり，製品使用に適した警告ラベルなどを表示することが求められている。

　また2001年からは**電気用品安全法（PSE法）**も施行されたが，新しい電気用品

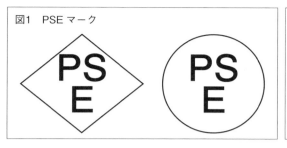

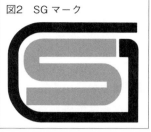

を製造, 輸入, 販売する場合は, この法律の基準に適したことを示す PSE マークを取得しなければならない(**図1**)。

■ SG マーク

SG マークは, Safe Goods (安全な製品)の略称で, 一般財団法人製品安全協会によって定めた安全基準に適合していると認められた製品にのみ表示されるマークである(**図2**)。この安全基準では, 構造・材質・使い方などからみて, 生命または身体に対して危害を与えるおそれのある製品について, 安全な製品として必要なことなどを決めている。この SG マークの貼付された製品には, 製品の欠陥に備えて人身事故に対する対人賠償責任保険がついている。

なお具体的には, 乳幼児用品, 家具・家庭・厨房用品, スポーツ・フィットネス・レジャー用品, 福祉用品などが対象となっている。子供や高齢者が使用する製品を購入する際には, 特に注意を払いたいマークである。

■消費者の役割

製品の使用による事故を未然に防ぐためには, 製造者が製品の安全性を確保することはもちろん不可欠だが, 私たち消費者が適切に製品を使用することが非常に重要となる。消費者側の不適切な使用によって大きな事故が発生することも少なくない。たとえば, 電気製品の電源プラグをコンセントに差し込んだままにし, 差し込み口の汚れを放置したところから発火するトラッキング現象は, 消費者自身が注意することによって防止することができる。

【文献】
1) 高橋昭男『PL 法があなたを守る』宝島社新書, 2000
【URL】
独立行政法人国民生活センター: http://www.kokusen.go.jp/

消費者契約法
（しょうひしゃけいやくほう）

....

[関連用語]：クーリング・オフ

■消費者を脅かす危険な商法

　私たちは生活していく中で, さまざまな売買契約を結ぶ。しかし, その中には, 私たちが注意しなければならない危険な商法がある。次に挙げるのが, その代表的なものである。

①ネガティブオプション

　消費者が申し込んでいないのに, 勝手に商品を送りつけ, 商品代金を請求してくる販売方法。

②マルチ商法・マルチまがい商法

　販売組織の加入者が消費者をその組織に加入させ, 収益が得られるという理由でさらに別の消費者を加入させていく商法。

③キャッチセールス・アポイントメントセールス

　路上で声をかけたり電話などで呼び出して, 喫茶店や営業所で契約を結ばせる販売方法。

④SF商法（催眠商法）

　講習会などの名目で人を集め, 商品が実際以上に価値あるように見せたり, 今買わなければ損という雰囲気をつくることで, 不当に高額な商品を買わせようとする商法。

⑤内職商法

　高収入が得られるなど条件のよい内職を広告して人を集め, 高額な機械や材料を購入させる商法。最近ではモニターという名目で商品を購入させる類似した商法もあらわれてきている。

⑥デート商法

　異性を電話で呼び出したり, 路上で声をかけたりして接触をもち, 相手の恋愛感情を利用して高額な商品を買わせようとする商法。

　これらは悪質な商法の一部であるが, 消費者一人ひとりが悪質な商法の特徴とそれへの対処をよく理解しておくことが大切である。

■クーリング・オフ制度とは

クーリング・オフ制度は,無条件に消費者が契約を解約できる制度である。先に挙げた悪質な商法の場合,消費者が落ち着いて考えてから,契約することができない場合が少なくない。そのため契約の申し込み・締結後であっても,一定期間内であれば申し込みの撤回や契約解除を行うことができるようになっている。クーリング・オフは内容証明郵便で行うのがよい。なお,取引内容によってクーリング・オフの期間が,8日間から20日間と異なるので注意が必要である。また,使ってしまった消耗品やインターネット販売では,原則としてクーリング・オフできない。

■消費者を保護する法律

消費者を保護する法律は,消費者保護基本法(1968年)をはじめとして,これまでも制定されていたが,2001年4月に新たに**消費者契約法**が施行された。従来よりもさらに消費者保護を推進する内容となっている。特に消費者の誤認や困惑による契約を取り消すことが可能となった。例えば,事業者が事実と違うことを言った場合,消費者に不利益なことを事業者が消費者に言わなかった場合,事業者が自宅に居座ってしまった場合,販売会場から消費者が帰してもらえなかった場合などによる契約の場合である。最近では高齢者がターゲットになるケースが多い。しかしどんなに法律が整備されようとも,まず消費者自身が危険な商法にまどわされないように,十分注意することが大切である。

2006年に消費者契約法は改正され,消費者団体訴訟制度が導入された。これは不特定多数の消費者の利益を守るために,適格消費者団体(内閣総理大臣の認定による)が消費者契約法に違反する業者に対して,差止請求権を行使できるようにしたものである。2016年,2018年の改正では,取り消しうる不当な勧誘行為の追加,無効となる不当な契約条項の追加等が行われた。

【文献】
1) 岡田ヒロミ『消費者契約法活用ガイド』岩波ブックレット,2001
【URL】
独立行政法人国民生活センター:http://www.kokusen.go.jp/
消費者庁 消費者契約法:
https://www.caa.go.jp/policies/policy/consumer_system/consumer_contract_act/

【………健康教育的映画ガイド………】

人が自然と共生するために

『狩人と犬,最後の旅』（2004年　フランス・カナダ・ドイツ・スイス・イタリア）

　息を呑む美しさというのは,このような光景をいうのだろう。壮大なロッキーの山々,それを取り囲む深い森,生命を育む川,天空を覆うオーロラ,動物たちを含めてすべてが織り成す自然の営み,この映画では言葉ではなく映像で多くを語りかけてくる。

　この映画はフランスの冒険家であるニコラス・ヴァニエが,カナダ北極圏を横断中に罠猟師のノーマン・ウィンターと偶然出会ったことがきっかけとなって製作された。監督はニコラス・ヴァニエが担当し,ノーマン・ウィンターも自分自身の役で出演している。正確な意味では,ドキュメンタリーとはいい難いが,ノーマンが過去に経験したさまざまな出来事が映像上で再現されている。

　ノーマンは,ロッキー山脈で罠猟師として50年を過ごしてきた。妻のネブラスカとそりを引く犬たちと生活してきたが,森林業者が入って猟ができなくなり,別の場所へ新しい住居を建てた。しかし,ノーマンが新生活に必要な品物を購入するために町へ出た時,一番信頼していたリーダー犬を事故で失ってしまう。猟師をやめることを考えていたノーマンだったが,友人が新しいハスキー犬を届けてくれた。ノーマンは,アバッシュと名づけたその犬を最初は相手にしていなかったが,そのアバッシュが思わぬ活躍をすることになる。

　ノーマンは決して雄弁ではない。しかし彼の口から出る言葉は,人間が自然とどうかかわればよいのかということについての知恵を授けてくれるようだ。

　「周りの自然とどのようにかかわるか,それが私の幸福を左右する」

　ノーマンの生活の糧はすべて自然から受け取っている。自然の中にはノーマンに必要なものがそろっている。しかし,それは彼だけのものではなく,すべての生物のものである。ノーマンの幸福は,自然全体の幸福なのだ。

　「やみくもに自然を崇拝しない。私も自然の一部だ。」

　ノーマンはロッキー山脈で生活する動物たちと同じなのだ。自分と家族のためにささやかな狩りをする。生活に必要な分だけの狩りをし,それ以上は求めない。

　「生態系のバランスを保つ手助けが人間にもできる。」

　動物が減っているという話が出てくるが,その理由は狩人が減っているせいだ

とノーマンは言う。一見矛盾しているが，罠猟師が狩りをすることで特定の動物が増殖するのを防ぎ，生態系のバランスをとっているのだという。

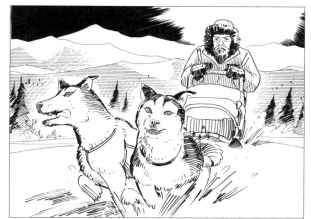

「人類が生き残るためには自然と敵対せず，共に生きることだ。」

自然と敵対すれば，やがて人間に災いが降りかかる。それは自分ではなく，子孫に対してかもしれない。

人間による環境破壊が明確になってきたのは，この100年ほどのことだろう。しかし，それ以前の人間たちが積極的に環境保護を訴えていたというわけではない。むしろ人間は自然の一部として，必要なものを収穫し，不要になったものを還元してきた。このバランスが崩れるまで，人類は，その長い歴史の中で調和を保ってきた。そのような生活を今もなお実践している一人が，ノーマンなのだ。

ノーマンの生活は究極のエコライフであるだけではなく，自然へどのように働きかけていけばよいか，その手がかりをも示している。ノーマンの友人アレックスも「人間にも自然のバランスをとる責任がある」と語っている。この言葉は，カナダ北極圏に生活する人たちだけに発せられたものではないだろう。

撮影は実際に北極圏で行われたわけだが，時には零下50度にもなる厳しい条件下での撮影となったそうだ。またある程度演技が可能な犬に対して，カリブーの群れ，グリズリー，狼はそうはいかず，望むようなシーンを撮ることに苦労したという話である。

ところで，さらに50年後にも，ノーマンが見てきた同じ光景を果たして見ることができるのであろうか。

『狩人と犬，最後の旅』　■原題: The last trapper　■監督・脚本: ニコラス・ヴァニエ　■主な出演者: ノーマン・ウィンター

SDGs
Sustainable Development Goals
....
[関連用語]: 国連／ヘルスプロモーション／健康格差／地球温暖化／エコマーク事業／エシカル消費

■ SDGs とは

SDGs とは，Sustainable Development Goals（持続可能な開発目標）をあらわす。2015年9月の国連サミットで採択された「持続可能な開発のための2030アジェンダ」に記載され，2030年までに持続可能で，よりよい世界を目指す国際目標として示された。なおアジェンダとは，議題あるいは課題項目を示す用語である。SDGs は2001年のミレニアム開発目標（MDGs）の後継として位置づいており，17の目標と169のターゲットがある。17の目標は図1に示すが，先進国，発展途上国に関係なく，世界中の人々が取り組む普遍的な内容となっている[1]。

■ SDGs の目標

前述したように SDGs には17の目標があるが，おおよそ社会的アジェンダ（目標1［貧困］，目標2［飢餓］，目標10［不平等］など），経済的アジェンダ（目標7［エネルギー］，目標8［経済成長と雇用］，目標9［インフラ，産業化，イノベーション］など），そして環境的アジェンダ（目標13［気候変動］，目標14［海洋資源］，目標15［陸上資源］など）に分けることができる。しかしそれぞれが関連をもっており，17の目標を総合的にとらえて解決をめざすものと考えられる。

また目標17［実施手段］では「持続可能な開発のための実施手段を強化し，グローバル・パートナーシップを活性化する」とあるように，特定の人や国が個別に取り組むだけではなく，国連の全加盟国が参加することになる。

■ SDGs と健康問題

健康に関係する目標である目標3［保健］には13のターゲットが挙がっている。感染症，薬物乱用，交通事故など幅広い問題を扱っている（表1）。

ヘルスプロモーションの項目（p.10）でも述べたことだが，2016年の第9回ヘルスプロモーション国際会議では「持続可能な開発のための2030アジェンダにおけるヘルスプロモーションに関する上海宣言」が承認されており，SDGs を通じたヘルスプロモーションの展開の重要性が示されている。

もちろん目標3だけではなく，ほかの目標も健康と深く関係している。例えば目標1［貧困］や目標10［不平等］は，健康格差（p.198）を生む重大な要因となっ

図1 SDGs の目標の詳細[2)]

目標 1〔貧困〕
あらゆる場所あらゆる形態の
貧困を終わらせる

目標 2〔飢餓〕
飢餓を終わらせ，食料安全保障
及び栄養の改善を実現し，
持続可能な農業を促進する

目標 3〔保健〕
あらゆる年齢のすべての人々の
健康的な生活を確保し，福祉を促進する

目標 4〔教育〕
すべての人に包摂的かつ公正な質の高い
教育を確保し，生涯学習の機会を促進する

目標 5〔ジェンダー〕
ジェンダー平等を達成し，
すべての女性及び女児の
エンパワーメントを行う

目標 6〔水・衛生〕
すべての人々の水と衛生の利用可能性と
持続可能な管理を確保する

目標 7〔エネルギー〕
すべての人々の，安価かつ信頼できる
持続可能な近代的なエネルギーへの
アクセスを確保する

目標 8〔経済成長と雇用〕
包摂的かつ持続可能な経済成長及びすべて
の人々の完全かつ生産的な雇用と働きがい
のある人間らしい雇用（ディーセント・ワー
ク）を促進する

目標9〔インフラ，産業化，イノベーション〕
強靱（レジリエント）なインフラ構築，
包摂的かつ持続可能な産業化の促進及び
イノベーションの推進を図る

目標 10〔不平等〕
国内及び各国家間の不平等を是正する

目標 11〔持続可能な都市〕
包摂的で安全かつ強靱（レジリエント）で
持続可能な都市及び人間居住を実現する

目標 12〔持続可能な消費と生産〕
持続可能な消費生産形態を確保する

目標 13〔気候変動〕
気候変動及びその影響を軽減するための
緊急対策を講じる

目標 14〔海洋資源〕
持続可能な開発のために，海洋・海洋資源
を保全し，持続可能な形で利用する

目標 15〔陸上資源〕
陸域生態系の保護，回復，持続可能な利用
の推進，持続可能な森林の経営，砂漠化へ
の対処ならびに土地の劣化の阻止・回復及
び生物多様性の損失を阻止する

目標 16〔平和〕
持続可能な開発のための平和で包摂的な社会
を促進し，すべての人々に司法へのアクセス
を提供し，あらゆるレベルにおいて効果的で
説明責任のある包摂的な制度を構築する

目標 17〔実施手段〕
持続可能な開発のための実施手段を強化し，
グローバル・パートナーシップを
活性化する

表1　目標3のターゲット（外務省仮訳より）[1]

3.1	2030年までに，世界の妊産婦の死亡率を出生10万人当たり70人未満に削減する。
3.2	すべての国が新生児死亡率を少なくとも出生1,000件中12件以下まで減らし，5歳以下死亡率を少なくとも出生1,000件中25件以下まで減らすことを目指し，2030年までに，新生児及び5歳未満児の予防可能な死亡を根絶する。
3.3	2030年までに，エイズ，結核，マラリア及び顧みられない熱帯病といった伝染病を根絶するとともに肝炎，水系感染症及びその他の感染症に対処する。
3.4	2030年までに，非感染性疾患による若年死亡率を，予防や治療を通じて3分の1減少させ，精神保健及び福祉を促進する。
3.5	薬物乱用やアルコールの有害な摂取を含む，物質乱用の防止・治療を強化する。
3.6	2020年までに，世界の道路交通事故による死傷者を半減させる。
3.7	2030年までに，家族計画，情報・教育及び性と生殖に関する健康の国家戦略・計画への組み入れを含む，性と生殖に関する保健サービスをすべての人々が利用できるようにする。
3.8	すべての人々に対する財政リスクからの保護，質の高い基礎的な保健サービスへのアクセス及び安全で効果的かつ質が高く安価な必須医薬品とワクチンへのアクセスを含む，ユニバーサル・ヘルス・カバレッジ（UHC）を達成する。
3.9	2030年までに，有害化学物質，ならびに大気，水質及び土壌の汚染による死亡及び疾病の件数を大幅に減少させる。
3.a	すべての国々において，たばこの規制に関する世界保健機関枠組条約の実施を適宜強化する。
3.b	主に開発途上国に影響を及ぼす感染性及び非感染性疾患のワクチン及び医薬品の研究開発を支援する。また，知的所有権の貿易関連の側面に関する協定（TRIPS協定）及び公衆の健康に関するドーハ宣言に従い，安価な必須医薬品及びワクチンへのアクセスを提供する。（以下，略す）
3.c	開発途上国，特に後発開発途上国及び小島嶼開発途上国において保健財政及び保健人材の採用，能力開発・訓練及び定着を大幅に拡大させる。
3.d	すべての国々，特に開発途上国の国家・世界規模な健康危険因子の早期警告，危険因子緩和及び危険因子管理のための能力を強化する。

ている。目標13［気候変動］は**地球温暖化（p.134）**と密接な関係があり，健康に不可欠な目標6［水・衛生］とも関係が深い。また**エコマーク事業（p.162）**や**エシカル消費（p.164）**も，SDGsと密接な関係がある。目標12［持続可能な消費と生産］では，いかにして環境負荷を減らす消費生活を送ることができるかが重要な課題となる。

■日本での取組み

　日本では国連サミットでSDGsが採択された翌年にSDGs推進本部が設置され，第1回会合が開かれた[2]。2017年には，SDGsの達成に資する優れた取組みを

行った企業・団体等を表彰する制度「ジャパン SDGs アワード」が創設され, 2018年には, 自治体による SDGs の達成に向けた優れた取組みをした都市を選定する「SDGs 未来都市」制度もできた。

　エコマーク事業の項目でも述べたが, 企業は SDGs への取組みが不可欠と考えるようになっている。そのため, 持続可能な開発目標 (SDGs) 活用ガイドが環境省から発刊されている[3]。この中で, 企業が SDGs への取組みが必要な理由として,「企業イメージの向上」「社会の課題への対応」「生存戦略になる」「新たな事業機会の創出」が挙がっている。これまでも企業は,「企業の社会的責任 (Corporate Social Responsibility , CSR と略される)」を活動の一つとして取り組んできたが, SDGs は新たな CSR を生み出す鍵となる。

　また日本独自の取組みといえるものが, 目標11［持続可能な都市］に関係した防災の取組みである。これまでも国連関係としては第3回国連防災世界会議 (2015) を開催して「仙台防災枠組2015-2030」を採択するなど, 世界の防災への取組みでリーダーシップをとってきたが, 今後も国際社会において防災に貢献する姿勢を明確にしている。

【URL】
1)　外務省　我々の世界を変革する：持続可能な開発のための 2030 アジェンダ：
　　https://www.mofa.go.jp/mofaj/gaiko/oda/sdgs/pdf/000101402.pdf
2)　外務省国際協力局　持続可能な開発目標 (SDGs) と日本の取組：
　　https://www.mofa.go.jp/mofaj/gaiko/oda/sdgs/pdf/SDGs_pamphlet.pdf
3)　環境省「すべての企業が持続的に発展するために－持続可能な開発目標 (SDGs) 活用ガイド－［第2版］」2020
　　http://www.env.go.jp/policy/sdgs/guides/SDGsguide-honpen_ver2.pdf

グリーン購入
（ぐりーんこうにゅう）

[関連用語]：グリーン購入ネットワーク／グリーン購入法／環境物品／エコマーク／SDGs／グリーンコンシューマー

■グリーン購入ネットワークの活動

　私たちがものを購入する時には，価格や品質，使いやすさ，デザインの良し悪し，あるいはブランドのイメージなどを基準にして購入する。そのような基準よりも，購入の必要性を考慮して，できるだけ環境への負荷が少ない製品やサービスを優先して購入することを**グリーン購入**と呼ぶ。グリーン購入は，ごみの減量・リサイクルと同様に，私たちがすぐに取り組むことができる環境対策の一つである。

　グリーン購入の取り組みを推進している企業・行政・消費者団体などによるネットワーク組織が**グリーン購入ネットワーク（GPN）**であり，1996年に設立された。GPN では，グリーン購入に関するさまざまな活動を行っている。グリーン購入の普及啓発，優れた取り組み事例の表彰・紹介，購入ガイドラインの策定，商品情報をまとめたデータベースづくり，調査研究活動などである。この中で購入ガイドラインの策定とは，製品を購入する際に環境面で考慮すべき重要な観点を，製品ごとにリストアップしたものである。例えば，トイレットペーパーであれば，①古紙100％でつくられていること，②白色度が低いこと，③芯なしタイプであること，④シングル巻きであること，が購入ガイドラインとなっている。

　普及啓発活動でも，グリーン購入を広げるためのシンポジウムや展示会を全国で開催したり，グリーン購入を促進する優れた団体を表彰したり，子供向けのワークブックなどを作成・配付したりする活動を行っている。

■グリーン購入法

　「**グリーン購入法**（国等による環境物品等の調達の推進等に関する法律）」は，2001年4月より施行された。国や地方公共団体などのグリーン購入，すなわち**環境物品**（環境への負荷の少ない物品・サービス）の購入を推進するための法律である（**表1**）。この中には，グリーン購入に関する情報提供も含まれている。グリーン購入法を実効的なものにするために，環境省では「環境ラベル等データベース」を公開している。たとえば，**エコマーク**（p.162）もその一つだが，省エネラベリング制度，低排出ガス車認定などの情報が提供されている。家庭だけではなく，

表1　グリーン購入法が指定する環境物品

①再生資源そのほかの環境への負荷※の低減に資する原材料または部品（※「環境への負荷」とは，人の活動により環境に加えられる影響であって，環境の保全上の支障の原因となるおそれのあるもの）

②環境への負荷の低減に資する原材料または部品を利用していること，使用にともない排出される温室効果ガスなどによる環境への負荷が少ないこと，使用後にその全部または一部の再使用または再生利用がしやすいことにより廃棄物の発生を抑制することができること
　そのほかの事由により，環境への負荷の低減に資する製品

③環境への負荷の低減に資する製品を用いて提供されるなど環境への負荷の低減に資する役務

（環境省「環境表示ガイドライン」より）

職場でもグリーン購入は重要な活動となっているのである。

　ところで，2008年1月に明らかになった製紙業界による再生紙の古紙配合率偽装問題を受けて，環境省はグリーン購入法の見直しに着手することになった。偽装の再発防止のために製品への古紙配合率の表示方法を見直すなどの検討が行われ，2014年から改正法が施行されている。

■すべての人がグリーンコンシューマーをめざして

　グリーン購入を行う人たち，すなわち環境に配慮した商品を購入し，SDGs に適した生活を選択する消費者がグリーンコンシューマーである。また企業に対して環境負荷の少ない製品・サービスを提供するように提言すること，行政に対しても必要な施策，法律・条例の制定を求めることも，グリーンコンシューマーの役割である。グリーン購入に関する活動を行っている NGO（非政府機関）や NPO（民間非営利機関）に参加，あるいは協力するという行動も考えられる。

　なお，グリーンコンシューマーのネットワークも全国各地にあり，多様な活動を行っている。

【URL】
グリーン購入ネットワーク：http://www.gpn.jp/
環境省　グリーン購入：http://www.env.go.jp/policy/hozen/green/index.html

エコマーク事業
（えこまーくじぎょう）

[関連用語]：エコマーク／SDGs

■エコマーク事業とは

　エコマーク事業は，1989年から（公財）日本環境協会が実施している事業である。環境への負荷が少ない，環境保全に役立つと認められた製品に「エコマーク」（図1）をつけ，消費者が環境的によりよい商品を選択することを促すことを目的とした環境ラベリング制度である。エコマークは国内最初の環境ラベルであり，エコマークのついた製品は，原料採取からリサイクル・廃棄まで全体を通じて，環境への負荷が少ないと認められたものである。

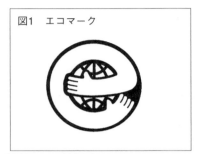

図1　エコマーク

　エコマークは，メーカーや流通業者の申請を（公財）日本環境協会が審査して，認定された商品につけることが許される。エコマークは国際標準化機構の規格ISO14020における「タイプⅠ環境ラベル」にあたり，「自主的で多様な基準にもとづいた第三者の機関によってラベルの使用が認められる制度」である。すなわちメーカーや販売店などがつけるのではなく，第三者が認定しているという特徴がある。エコマークと同様な環境ラベリング制度は世界中でみられ，日本のエコマークはドイツの環境ラベリング制度であるブルーエンジェルが参考にされている。エコマーク商品は（公財）日本環境協会のHP上で検索でき，ネット上にはエコマーク商品専門ショッピングサイトもある。

　なお世界規模での環境ラベリング活動としては，「世界エコラベリング・ネットワーク」（GEN）活動がある。GENでは各国の情報交換や途上国への支援等を行っている。

■エコマーク認定のサービス

　エコマークの認可は品物だけを対象としているのではなく，さまざまなサービスにも及んでいる。飲食店，ホテル・旅館，小売店舗，電力プラン，商業施設なども対象となる。例えばホテル・旅館であれば，「おもてなしにおける環境配慮」「客室備品・設備の環境配慮」「廃棄物削減・リサイクル」「省エネルギー」「節水」

「施設運営における全般的な環境配慮」について全64項目で評価を行い,要件を満たせば認可される。省エネ・節水・廃棄物削減・リサイクルなどの基本的な環境対策はもちろん,宿泊利用者に対して環境配慮への気づきを与えるコミュニケーションも重視している。エコマーク事務局ホームページからは,エコホテル一覧を閲覧することができる。

■エコマークとSDGs

　別項で取り上げているSDGs（持続可能な開発目標,p.156）は,エコマーク事業とも関係が深い。ビジネス界でSDGsは無視できなくなっており,企業はSDGsへの取組みが不可欠と考えるようになった。その中でエコマーク事業は歴史もあり,SDGsと親和性の高い取組みといえる。

　企業は自社のもつ事業戦略や製品・サービスが,SDGsのどの目標と結びついているかを特定する。例えば「敷地内または室内禁煙を推進する」ならばSDGsの「3　すべての人に健康と福祉を」の目標と関連が深いことになる。また「再生可能エネルギーの使用割合を増やす」であれば,「7　エネルギーをみんなに,そしてクリーンに」につながる。SDGsへの貢献が高い企業は社会的評価も高くなる。エコマーク事業局によると,SDGsの目標のうち,エコマーク制度と関連性がもっとも深いものは,「12　つくる責任　つかう責任」であると説明している。

【URL】
公益財団法人日本環境協会：http://www.jeas.or.jp/index.html
世界エコラベリング・ネットワーク：http://www.globalecolabelling.net

エシカル消費
（えしかるしょうひ）

[関連用語]：SDGs／消費者庁／消費者教育

■エシカル消費とは

エシカル消費（倫理的消費）は，「消費者それぞれが各自にとっての社会的課題の解決を考慮したり，そうした課題に取り組む事業者を応援しながら消費活動を行うこと」と定義される[1]。これは SDGs（持続可能な開発目標）の12番目の目標である「つくる責任 つかう責任」に関連している。消費者が商品・サービスを利用する場合，買い物をする場合，そしてものを使って処分する場合にエシカル消費が関係してくる。

図1はエシカル消費の必要性と意義を，消費者，事業者，行政のそれぞれの視点から示したものである。特に消費者としては，単に便利だから，安いからという理由だけでものを買ったり，使ったりするのではなく，その背景にある人や社会・環境に配慮した消費行動をとることが重要とされる。

■エシカル消費を推進する取組み

消費者，事業者，行政がさまざまなエシカル消費を推進する取組みを行っている。その一つが，多くの自治体で開催されているエシカル・ラボである。これは，

図1　エシカル消費に取り組む必要性と意義[2]

・持続可能性の観点から喫緊の社会的課題を多く含有
・課題の解決には，消費者一人一人の行動が不可欠かつ有効
・「安さ」や「便利さ」に隠れた社会的費用の意識が必要

消費者の視点	事業者の視点	行政の視点
「倫理的消費（エシカル消費）」という言葉の認知度は低いが，基本的な概念は理解	「企業市民」，「企業の社会的責任」の重要性を認識	人権や環境に配慮したまちづくり，地産地消，消費者教育などの取組
①消費という日常活動を通じ社会的課題の解決に貢献 ②商品・サービス選択に第四の尺度の提供（安全・安心，品質，価格＋倫理的消費） ③消費者市民社会の形成に寄与（消費者教育の実践）	①供給工程（サプライチェーン）の透明性向上 ②差別化による新たな競争力の創出 ③利害関係者からの信頼感，イメージの向上（資本市場での事業者の評価向上）	①消費者と事業者の協働によるWin-Win の関係の構築が国民的財産 ②持続可能な社会の実現，地域の活性化などの社会的課題の解決

エシカル消費について「広く国民に考え方を普及するための情報提供を行うとともに,地方公共団体による主体的な普及・啓発活動の促進を目指すことを目的として開催するシンポジウム」である[1]。それぞれの地域の事業者が行っている環境に配慮した商品の製造を紹介したり,地産地消を推進するための食品の調理方法を実演したりするなど,一般消費者の関心を高めるための実践である。

■エシカル消費の実態

2020年2月に**消費者庁**の委託研究として,エシカル消費に関する消費者の意識調査が,2,803人の一般消費者(16〜65歳)を対象に実施された[3]。その結果,エシカル消費という用語の認知度は12.2%であり,低い数値であった。しかし,90%以上の回答者が日常生活における資源の分別を意識しており,約80%が買い物時のエコバック等を使用し,約50%が居住地域周辺で生産・水揚げ・加工された商品を優先的に購入していた。このようにエシカル消費を特に意識しなくても,環境や地域に配慮した行動をとっている状況がうかがえた。

■エシカル消費と消費者教育

エシカル消費を消費者に周知し,その活動を普及しているためには,やはり**消費者教育**が重要となる。消費者庁では,エシカル消費の理解を深めるためのリーフレットやパンフレットを作成している[4]。その中では別項でも取り上げている「エコマーク」などエシカル消費に関連するさまざまな認証ラベルも紹介している。そのほか,動画「よりよい買物の仕方を考えよう〜エシカル消費ってなあに?〜」を公開し,DVDも配布している。この動画ではワークショップ形式で,具体的な商品が,人,社会,環境に配慮しているかを確かめて,学ぶことができる。

【文献・URL】
1) 消費者庁:エシカル消費普及・啓発活動
   https://www.caa.go.jp/policies/policy/consumer_education/public_awareness/ethical/
2) 倫理的消費研究会「あなたの消費が世界の未来を変える」消費者庁, 2017
3) 消費者庁「倫理的消費(エシカル消費)に関する消費者意識調査報告書」2020
   https://www.caa.go.jp/policies/policy/consumer_education/public_awareness/ethical/
   investigation/assets/consumer_education_cms202_200805_01.pdf
4) 消費者庁:みんなの未来にエシカル消費
   https://www.caa.go.jp/policies/policy/consumer_education/public_awareness/ethical/material/
   assets/ethical_20201119_0001.pdf

その他のキーワード

環境ホルモン

　環境ホルモンとは俗称であり，正確には内分泌かく乱物質という。動物の生体内に取り込まれた場合に，生体内の正常なホルモン作用に影響を与える外因性の物質ということである。

　環境ホルモンが注目されるようになったのは，T. コルボーンらの"Our Stolen Future"（日本語訳は1997年に「奪われし未来」の題で翔泳社から刊行）によって，世界各地の野生動物に起きている生殖異変が，人工的な化学物質によって引き起こされていることが指摘されてからである。この本が契機となって環境ホルモンが世界中の人々の知るところとなり，今では日本を含め，さまざまな野生生物への影響が明らかにされつつある。

　環境ホルモンによって生殖機能が異常を示す理由は，その構造が生殖機能において重要な働きをしている性ホルモンと類似しているためである。ホルモンとは特異的な調整作用をもつ化学物質で，体内の内分泌腺で作られる。ホルモンには成長ホルモン，甲状腺ホルモン，性腺刺激ホルモン，性ホルモンなどがある。性ホルモンには，性腺などから分泌されるアンドロゲン（男性ホルモン），エストロゲンやプロゲステロン（いずれも女性ホルモン）がある。

　環境ホルモンはエストロゲンと似た生理作用をもつことから，エストロゲン様物質と呼ばれることもある。環境ホルモンが起こしたと思われる現象は世界各地で確認できる。環境ホルモンの影響で特に顕著なのが生殖異常であり，動物のメス化や精子の減少などが指摘されている。

　日本では1998年に環境庁（現環境省）によって内分泌かく乱物質として疑われる化学物質のリストが公表されていたが，現在はこのリストは廃止されている。環境ホルモンに関しては，まだ不明な点が多い。

HACCP

　HACCP（Hazard Analysis Critical Control Points）システムは新しい食品衛生管理の方法として，すでに多くの企業が導入している。危害分析重要管理点と訳されるが，厚生労働省では総合衛生管理製造過程と呼んでいる。

　もともとは，米国で宇宙飛行士に対して安全な宇宙食を保証するために開発された手法である。それまでの食品衛生管理方法としては，でき上がった製品から抜き取り検査を行うことが一般的だったが，より確実に，また無駄なく管理する方法として HACCP システムが開発された。HACCP システムでは原材料から加工の過程はもちろんのこと，出荷，消費までのすべての段階で発生する可能性のある危害について検討し，重要管理点を特定して管理する。

　HACCP システムには次の7原則がある。

原則1：危害分析の実施…例えば，どんな病原菌などに汚染される危険があるかなどを検討する。

原則2：重要管理点（CCP）の特定…どの工程が問題になるかを特定する。

原則3：管理基準の設定…衛生管理状態を判断する基準を設定する。

原則4：モニタリング方法の設定

原則5：改善措置の設定…モニタリングにおいて管理基準を満たしていないことが判明した場合の改善措置を決める。

原則6：検証方法の設定…HACCP システムが効果的に機能していることを確認する。

原則7：記録の文書化と保管

　ところで，HACCP が一般的に知られるようになったきっかけは，皮肉にも HACCP の承認を受けていた工場で発生した雪印乳業食中毒事件（2000年）であった。HACCP を導入していても，それを運用する人間がルールを守らなければ意味がないわけである。

IV.

健康教育の
新しい理論と手法を
理解するために

健康教育で取り上げる健康問題は非
常に幅広い。その中には，すぐに解
決しなければならない健康問題もあ
るだろうが，それだけではない。
将来，新たな健康問題に遭遇した時
に，それらに適切に対処できることも，
健康教育が担う大切な役割である。
生涯を通じた健康維持・増進のため
の能力を養い，基盤となる環境をつ
くっていくための健康教育を考えて
いきたい。

【……健康教育的映画ガイド……】

人生の「勝ち組」とは

『リトル・ミス・サンシャイン』（2006年　アメリカ）

「世の中には2種類の人間がいる。勝ち組と負け組だ。」
　オリーヴ（アビゲイル・ブレスリン）の父親リチャード（グレッグ・キニア）は，自分が開発した"負けないための9段階プログラム"という成功理論を売り込むため，「勝ち組になるのだ！」と訴える。まるで，自分自身を鼓舞するかのように。

　ミスコンテストに夢中で，自分もいつかビューティークイーンになることを夢見ているちょっぴり太めな少女オリーヴには，風変わりな家族がいた。父親のリチャードのほか，家族にジャンクフードを夕食として出す母親のシェリル（トニ・コレット），空軍のパイロットをめざして沈黙の誓を立てた兄のドウェーン（ポール・ダノ），ヘロインがやめられず老人ホームを追い出されたポルノ好きのグランパ（アラン・アーキン）である。そこへ，プルースト研究ではアメリカの第一人者を自認する伯父のフランク（スティーヴ・カレル）をシェリルが連れてくる。ゲイである彼は，パートナーをライバルのプルースト研究者に奪われたあげく，大学をくびになり自殺未遂を引き起こしたのだった。

　家族の絆を微塵も感じさせないバラバラの家族だったが，そんな家族にオリーヴがリトル・ミス・サンシャイン・コンテストの決勝大会に繰り上げ参加できるという連絡が入った。自宅のあるアリゾナからコンテストが開催されるカリフォルニアまで，家族全員がおんぼろのミニバスを使って移動することになった。その間，さまざまなトラブルが彼らに降りかかる。それでも，クラッチが故障したミニバスを全員で押してエンジンをかけながら，なんとかカリフォルニアにたどり着こうと奮闘するのであった。

　父親のリチャードがしばしば映画の中で，「負け犬になるな！」と主張する。しかし，「勝つことだけをめざすことによって，本当に幸せになれるのか？」という疑問を，この映画は見る者に投げかけてくる。

　人生には，人それぞれの目標がある。しかし，自分がめざす目標を実現するためにはさまざまな努力が求められる。自分の目標についての情報を集めて分析することや，自分が置かれた状況を客観的にとらえる視点が必要だ。目の前にある問題

を解決するスキルも必
要だろう。さらに,周囲
の人からのアドバイス
も有益である。しかし,
目標達成をめざすこと
自体,自分や周囲の人
たちにとってどのよう
な価値があるかを認識
することを忘れてはい
けないだろう。

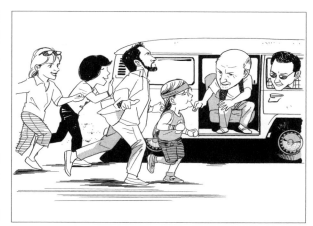

　コンテスト前日に不
安になったオリーヴは「パパは,負け犬が嫌いだと言った」と涙ぐむが,グランパは
「負けるのがこわくて,最初から何もしないのが負け犬なんだよ」とやさしく諭す。
いつも過激なグランパではあったが,このコンテストが家族にとってどんな価値
があるのかを見抜いていたのだろう。しかし,グランパは孫の晴れ姿を見ることは
できなかった。

　オリーヴの家族は皆「負け組」一歩手前,あるいはすでに「負け組」という設定で
ある。そのような「負け組」家族を団結させたのは,オリーヴを守ろうという家族一
体となった意志と行動であった。これは,彼らが家族として「勝ち組」になった瞬間
であった。

　この映画は,インディペンデント映画を対象とするサンダンス映画祭で注目さ
れ,その後全米で大ヒットした作品である。2007年のアカデミー賞で,アカデミー
脚本賞を受賞するとともに,アラン・アーキンがアカデミー助演男優賞を受賞した。
スティーヴ・カレルも,ヒット作『40歳の童貞男』に続いてインパクトのある役柄を
演じている。当初フランク役にはロビン・ウィリアムズも候補にあがっていたとか。
もしそれが実現していたら,まったく違う映画になっていただろう。やはりこの脚
本のフランク役には,スティーヴ・カレルがふさわしいと思う。

　ロードムービーは名作の定番ではあるが,家族の愛をちりばめた極上のロード
ムービーとして観賞する価値のある一作である。

『リトル・ミス・サンシャイン』　■原題: Little miss sunshine　■監督: ジョナサン・デイトン／ヴァレリー・ファリ
ス　■主な出演者: アビゲイル・ブレスリン,グレッグ・キニア,トニ・コレット,アラン・アーキン,スティーブ・カレル,ポー
ル・ダノ

# 意思決定
_(いしけってい)

[関連用語]: 社会的影響／クリティカル・シンキング／セカンドオピニオン／対人コミュニケーション／エンパワーメント

■意思決定のプロセス

　意思決定という言葉は, 私たちが日常的に用いている用語である。意思決定を簡単にいえば, 「ある目標のために複数の選択肢の中から最適なものを選ぶこと」である。日常的な意思決定の場面では, 多くの場合無意識で行われているため, そのプロセスをあまり意識することは少ない。

　たとえば, 昼ごはんを何にしようかと考える場合, たまたま通った飲食店前の定食がおいしそうだったから, それに決めたなどというのはよくあることだ。また逆に, 家を購入するというような一生の中でも特に重要な意思決定では, 判断の基準となる条件を調べながら, さまざまな物件を比較するものである。このように場面や事柄の重大さによって意思決定の形も異なるが, 一般的には次のようなプロセスがあると考えられている。

　先ほどの家を選ぶという意思決定を例にすれば, まず「新しい家を買う」という課題が設定される。次いでその条件として「職場に近い」「子供一人ひとりに部屋がある」「30年ローンで購入できる」などが挙げられるだろう。最近では「バ

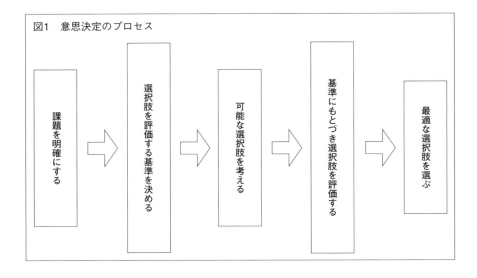

図1　意思決定のプロセス

課題を明確にする　→　選択肢を評価する基準を決める　→　可能な選択肢を考える　→　基準にもとづき選択肢を評価する　→　最適な選択肢を選ぶ

リアフリー」や「シックハウス症候群の危険性」も判断材料になるかもしれない。このような判断基準にあうような物件を探し，その上で先ほどの判断基準をもとに比較検討する。どの条件を最優先するかは，情報量やその時の経済状況によって左右されるだろうが，選択肢(この場合は物件)をそれぞれ選んだ場合に，実際の生活がどのように変化するかをシミュレートすることになる。そして，最終的に最適な家を選ぶことになる。

　なお(家の購入の場合は難しいだろうが)，健康についての意思決定では，自分の選択が適切であったかどうかを評価することは大変大事なことである。意思決定が不適切であった場合には，別の選択肢から選ぶなどの対応が必要となる。

■意思決定に影響する要因

　私たちは日常的にさまざまな意思決定をしているわけだが，実はそれが最適であるかどうかの判断は非常に難しい。またプロセスの**図1**で示したように，常にいくつもの選択肢を比較しているかというと疑わしい。そこで意思決定に影響する要因をいくつか挙げてみよう。

　まず，自分の過去の経験は意思決定の重要な要因となる。特に「痛い思いをした」「失敗をした」という経験は，新たな意思決定に大きく影響する。直感による意思決定も，多くの場合自分の経験によることが多い。

　次に意思決定の要因として，自分にとって重要な人からの影響力があるだろう。幼児期から小学生の頃であれば親の影響が大きく，中学生や高校生の頃になると自分の先輩，親友，恋人からの影響が大きくなる。周囲の人は必ずしもよい影響を与えるとは限らない。喫煙や飲酒のきっかけとして友人などの影響が大きいことは**社会的影響**(p.174)の項でも指摘したが，不適切な意思決定に対する影響力として重大である。また必ずしも自分と面識のある人だけではなく，メディアに登場する人たち(俳優，歌手，タレントなど)も同様な影響力をもつ。

　さらに意思決定を行う時の心身状態も影響する。気持ちが落ち込んでいる時や気持ちが高揚している時は，適切な判断が下せない場合が少なくない。後者の例でいえば，SF商法(p.152)やバーゲンセールの場面では，ついその場の雰囲気や勢いで「買わなければ損だ」という気持ちになって適切な意思決定ができず，結局余計なものを買ってしまって後悔したという人は少なくないだろう。常に冷静な状態で意思決定することは，とても難しい。

　このように，意思決定を行う上でさまざまな要因が影響しており，それらは適

切な意思決定を下す上で，時には大きな障害となる。

■意思決定のために必要な条件

　適切な意思決定を行う上で，特に重要なのは情報である。意思決定に必要な情報は何か，またどのように情報を入手すればよいかが鍵になる。一般的に重要な情報源としては，テレビや新聞が挙げられるが，近年ではインターネットによる情報収集が身近になってきた。いっぽうで，不適切な情報，時には誤った情報が私たちにもたらされることも少なくない。それは健康にかかわる情報についても例外ではない。

　自分にとって必要な情報を求め，その情報の真偽を見抜くための能力を身につけなければならない。情報に対して受身にならず，正しく判断すること，すなわち**クリティカル・シンキング**(p.196)が非常に重要である。

　また別項で述べた**セカンド・オピニオン**(p.127)も，意思決定を行うための重要な情報源となる。医療の場面はもちろんだが，重要な意思決定が求められる場面であれば，一人の意見だけではなく，可能な限り信頼のおける人たちの意見を得ることによって，多くの情報を元に意思決定を下すことができる。

　もちろん，このように自分自身の能力を高めていくことも大切だが，正確で信頼できる情報を得られるような情報源を整備しておくことは社会全体が果たすべき責任であろう。

　また前述したように，周囲の人から不適切な影響を受けた場合，それに対処できる能力も必要となる。喫煙や飲酒を強要される，また誘惑されるような場面では，どのように回避するかという知識とともに，それをどのように相手に伝えるかというスキルも大切である。不適切な行為を強要される，誘惑される状況に出会った時に，その場を切り抜ける話し方や身のこなし方を前もって学習しておくことによって，うまく回避できるわけである。これは**対人コミュニケーション**(p.186)能力の一部ともいえるが，この能力を高めておくことは社会的影響にうまく対処するためには欠かせない。

■意思決定能力を育成するために

　常に合理的な意思決定を行うことができるならば，それは健康問題の解決に限らず，生きていく上で大きな力となる。ではそのような力，すなわち意思決定能力はどのようにすれば高めていくことができるのか。

　まず意思決定のプロセスをよく理解することはもちろんだが，さまざまな場

面で意思決定を意識することが必要である。その場合，常に選択肢とそれを評価する習慣を身につける。身近な情報に振り回されないことも大切だ。

　もし意思決定プロセスで行き詰ったら，適切なアドバイザーに相談すると，解決策がみつかることが少なくない。日頃から，すぐに相談が可能で，信頼できるアドバイザーをみつけておくとよいだろう。

　さらに意思決定プロセスの途中で投げ出さずに，最後までやり遂げることである。そのためには期限を設定するとよい。短期間で意思決定する習慣が身につけば，考える時間的余裕が少ない危機的状況であっても，適切な意思決定をすることができるようになるだろう。現実の意思決定場面を想定したシミュレーションを行っておくことも，効果的だと思われる。

　そして何よりも自分自身で決定することである。最後の最後で意思決定をほかの人に委ねてしまったら，意思決定能力を高めることは困難である。

■意思決定とエンパワーメント

　ところでヘルスプロモーションと意思決定をつなぐ用語として「エンパワーメント（Empowerment）」がある。エンパワーメントとは「ヘルスプロモーションにおいて，人々が健康に影響を与える意思決定と行動をよりよくコントロールしていくプロセスである」（WHO Health Promotion Glossary 1998より）と定義されている。もう少しわかりやすく述べるならば，人々が自分自身の抱える健康問題やニーズを明確に表現し，それらを解決するために意思決定し，具体的な活動へ取り組んでいくことができるプロセスがエンパワーメントである。エンパワーメントの鍵は意思決定が握っているともいえる。

【文献】
1)　印南一路『すぐれた意思決定　判断と選択の心理学』中央公論新社, 1997
2)　ジョン・S・ハモンドほか『意思決定アプローチ「分析と決断」』ダイヤモンド社, 1999

社会的影響
(しゃかいてきえいきょう)

[関連用語]：観察学習／社会的認知理論／ヘルスリテラシー／ピアプレッシャー

■行動を規定する社会的影響

　現代社会における情報量は膨大である。しかし，それに対して自分自身が経験できることというと非常に限定されているといえるだろう。人の行動範囲には個人差がある，としても。したがって，自分自身の経験に基づいて，物事を一つひとつ判断するというよりも，周囲からの影響を受けて判断することのほうが多いのではないだろうか。

　このことは健康にかかわる行動だけではなく，生活の中の行動一般にいえることである。単純に考えれば，周囲から影響を受けることの典型としては，他人のしていることを模倣するという行動が考えられる。無意識のうちに模倣する場合や（例えば，横断歩道で周囲の人たちが渡り始めると，自分で信号を確かめずに一緒に渡り始めることなど），意図的に模倣する場合もあるだろう。しかし，人は必ずしも他人の行動を，すぐその場で模倣するとは限らない。むしろ，別の機会に同じような行動をとることが多いのではなかろうか。つまり，行動の習得と遂行とが別の時期になされるのである。これが**観察学習**である。**社会的認知理論**では，観察学習を①注意過程（モデルの行動を観察する），②保持過程（行動をレパートリーとして記憶する），③運動再生過程（実際に行動を遂行する），④動機づけ過程（行動が強化される）の4段階で説明している。

　具体例で考えてみよう。昔も今も男の子が好きな「戦いごっこ」は，観察学習の典型といえる。テレビやビデオでウルトラマンのようなヒーローを見ると，子供たちはそのヒーローの一挙一動に注目し，自分の行動として習得する。次に彼らは「戦いごっこ」の中で，ヒーローと同じ行動をとる。すると周りの子から注目されたり，自分自身も強くなったような気持ちを抱いたりする。その結果として習得されたこの行動は強化され，繰り返し遂行されることになる。また，ヒーローは戦うことが正当化されていることも（正義のため），行動が強化される重要な要因となる。

　青少年期になると危険な行動や不健康な行動をとることもあるが，これにも少なからず仲間からの評価が関係している。

■マスメディアによる影響

　私たちは,テレビや雑誌,あるいはインターネット上などで流される情報から,少なからず影響を受けて行動している。消費者行動などはその典型といえるだろう。テレビで宣伝していた商品に興味をもち,実際に購入することは誰でも経験するだろう。メディア上では商品への興味をもたせるために,さまざまな工夫がなされている。たばこやお酒のように,商品そのものよりもイメージを売るような宣伝方法もある。「さわやかさ」「おしゃれさ」「かっこよさ」などは,特に青少年にとって魅力的に映るものだ。

　また広告・宣伝活動以外にも,先に述べた「戦いごっこ」のヒーローのように映画,テレビドラマの登場人物の行動は,見ている人たちに影響をもたらすことが指摘されている。1996年にカリフォルニアで行われた青少年の喫煙調査で,映画俳優の喫煙が青少年に影響するかどうかが調べられた。その結果,人気のある映画俳優の喫煙行動が,青少年の喫煙開始に影響を与えていることが明らかになった。自分にとって魅力的な人間がマスメディアに登場すると,その影響は非常に大きなものとなる。

　しかし,マスメディアの影響力が大きいにもかかわらず,誤った情報や望ましくない情報がもたらされることも少なくない。そのため,健康に望ましくない情報に関しては,ヘルスリテラシー(p.14)を高め,主体的に健康情報の取捨選択ができることが求められている。

■周囲の人からの影響

　人々が必要とするコミュニケーションの中でも,家族や友人などのインフォーマルな関係は,もっとも身近であり,かつ自分のとる行動に対して影響力が強いものといえるだろう。

　良い意味でも悪い意味でも,子供たちにとっての最初のモデルは親であり,特に,子供と同性の親は大きな影響力をもつ。親の喫煙・飲酒と子供の喫煙・飲酒との間には明確な関連が認められるし,日本の場合,最初の飲酒のきっかけが親の勧めであったという人も少なくない。

　しかし,成長とともに親の影響力は低下し,むしろ友人や先輩からの影響力が高まってくる。友人の中でどのような子に人気が集まるのか,どの子が自分や周囲の人たちにとって魅力的なのかということも,社会的影響力をみる上で重要な要素となる。また,仲間への所属感や優越感から,自ら危険な行動をとること

（リスクテイキング）がある。これは正常な発達段階でみられることだが，時として大きな事故につながることもあるので注意が必要だ。さらにこの時期は，家庭内のルールや校則よりも，仲間うちの規範を重視する傾向もみられる（**規範意識**，**p.178**）。

　また本人が望まなくても，友人や先輩などから影響を受けざるを得ない場合もある。先輩から酒やたばこを強要されることなどがその例である。このような仲間からの圧力（ピアプレッシャー）は，青少年期のさまざまな危険行動のきっかけになることが多い。その時の状況に応じて自分の意志を伝えるなど，具体的な拒否スキルを必要とする場合もあるだろう。

■社会的影響としての暴力

　テレビの暴力シーンは，子供たちの暴力行動に影響するか？

　古くから内外で議論されてきた課題である。結論からいえば，テレビの暴力シーンと実際の暴力との間には明らかに関連がみられるといえる。もちろん，明確な因果関係が証明されたわけではないが，先に述べた観察学習の効果，すなわちテレビで暴力シーンを見た後，実際の場面でも暴力を振るってしまうことが考えられる。また，暴力シーンに慣れてしまい，暴力に関して寛容になってしまうことも予想される。

　このようなことを踏まえ，海外ではテレビ番組のレイティングや，テレビ自体に暴力番組を自動的に削除するVチップの搭載を義務づけている国もある。レイティングでは，海外の新聞のテレビ番組欄の中で，例えば「PG13」と書いてあれば13歳未満では親の指導が必要であるということであり，V（暴力シーンあり）やS（性的シーンあり）も示されている。

　日本では，NHKと日本民間放送連盟によって設置された「放送と青少年に関する委員会（青少年委員会）」において，放送内容に対して「見解」「提言」「声明」「要望」「注意喚起」を公表している。2007年にはバラエティー番組での「罰ゲーム」に代表される「出演者の心身に加えられる暴力・性的表現」に関して，放送事業者に対して検討を要望する見解を出している。

　最近ではテレビやビデオに加え，高度なロールプレイングゲームが青少年の間で人気を集めているが，この中には，暴力を扱っているものも多い。ゲームの場合，本人がゲーム上の主人公と一体化することや，テクノロジーの進歩によってより現実に近い体験が可能になること，さらに自分の意志で主人公を動かせ

ることで暴力が正当化されたり，ゲーム上で報酬が与えられたりすることなどから，テレビや映画以上に実際の暴力につながりやすいのでは，と危惧されている。ゲームの世界というよりは，近年のデジタルメディアの急速な発達によって作られたバーチャル社会というべきものである[1]。

■社会的影響を利用した健康教育

　人々が社会的影響を受けて行動するなら，それをうまく利用して教育することが考えられる。先に述べた観察学習効果を狙ったビデオ教材は数多く作られているし，マスメディアを利用した健康情報も日常的に入手することが可能だ。しかし，そのような情報を得る機会が少なかったり，本人が関心をもたなかったりすれば，その効果も少なくなってしまう。

　近年は，ゲーム形式でエイズや薬物乱用などについて学ぶ教材もできている。利用者が興味をもって学習することももちろんだが，意思決定のプロセスをゲームを通じて体験できるのは効果的だ。ただし一部のゲームでは，ゲームを楽しむこと自体にウエイトが置かれ，正確な知識を伝達していないものもあるので注意が必要である。

　年齢や性別などを考慮しつつ，効果的なメディア教材を開発することも大切なことだが，やはり身近な人々の与える影響を無視することはできない。以前，小中学生を対象として喫煙についての意識調査を行ったところ，教師には喫煙しないモデルになってほしいという児童生徒の期待が，保護者への期待以上に大きかった。海外の健康教育教材では「教師は健康行動の実践モデルとなるべきである」という記載をよく見かける。もちろん教師だって病気になることもあるし，けがだってするだろう。教師が常に健康であることは難しいが，健康行動を実践するモデルとなることは，決して困難ではない。やはり，健康行動の実践者としての親，教師であることが，健康教育の出発点だろう。

【文献】
1)　バーチャル社会のもたらす弊害から子どもを守る研究会「バーチャル社会のもたらす弊害から子どもを守るために　最終報告書」2006
【URL】
放送倫理・番組向上機構: https://www.bpo.gr.jp/

規範意識
（きはんいしき）

[関連用語]：危険行動／ゼロトレランス／対人コミュニケーション

■規範意識の役割

　どんな集団であれ，そこには行動の基準，すなわち規範が存在する。学校集団での校則，犯罪を抑止し社会の秩序を保つための法律も規範である。規範は集団の機能を維持する，集団の共通の目標を達成する，という役割を果たしている。帰属する集団によって規範が異なれば，それに影響される行動も異なってくることが予想される。

　芸術活動あるいは科学技術の分野での規範からの逸脱は，時として独創性や新たな発見につながる。しかし，一般社会で規範から逸脱することはさまざまな危険行動へ，さらには犯罪へとつながることが少なくない。

　青少年の危険行動研究で知られるジュソール博士（R.Jessor）は，規範から逸脱した**危険行動**が，青少年期の発達過程において重要な意味をもっていることを指摘している[1]。すなわち危険行動は，親からの自立や仲間からの信頼を得るための手段として機能しており，それは必ずしも否定すべきことではなく，むしろ正常な発達過程の一部だという。規範から逸脱しようとする意識は誰にでもみることができ，危険行動を「試行」するのは決して特別なことではない。もちろん，そのような行動の中でも，薬物乱用のような犯罪行為や生命を左右するような暴力行為は，たとえ一度であっても防止しなければならない。ジュソール博士は健康的な行動を促進する要因，さらにはライフスタイル全般への働きかけによって，特に著しい逸脱から青少年を守ることを提案している。

　日本での青少年の実態に目を向けると，例えば喫煙・飲酒・薬物乱用と**規範意識**との間には明らかに関連が認められるという報告がある[3]。喫煙・飲酒経験のある中学生や高校生では，「薬物を乱用すべきではない」という規範意識が低いことが認められている。また，過去に総務庁が行った青少年の規範意識に関する調査では，危険行動（非行）と規範意識の間に一貫した関係は認められず，一般少年よりもむしろ危険行動群（非行少年）のほうが社会規範の遵守を肯定する傾向すらみられた[2]。しかし，危険行動群では家族や学校の規範よりも仲間集団の規範を優先する傾向があること，逸脱行為が他人に迷惑をかけているという意識

が低いなど,特徴的な結果もみられる。

■生徒指導における規範意識

　国立教育政策研究所生徒指導研究センターによる「生徒指導体制の在り方についての調査研究」報告書では,生徒指導の基盤となるのは社会のルール(法)やマナーであり,間違いをはっきりと指摘し,毅然として粘り強く指導することの重要性が述べられている。また,事態が改善されない場合には,懲戒を加えることの意義も示され,それらによって規範意識の醸成を図るものである。

　このような考え方は「ゼロトレランス」という教育方針であり,アメリカ合衆国の生徒指導において大きな効果があがったとされている。

■健康教育における規範意識

　健康教育においても,規範意識に働きかけるのは一般的な方法である。特に低年齢においては,「きまり」を知り,それを守ることは重要である。例えば,生活安全や交通安全の教育においては,生命を左右するような危険を回避する意味で,「きまり」を守ることは決して外すことはできない。

　例えば,米国の薬物乱用防止教育の中では規範の教育は重要な要素とされ,長期的な教育効果をあげるための決め手になるという指摘もある。前述したように日本の研究でも規範意識と薬物乱用との間に関連性が認められているため[3],規範意識を高めることが薬物乱用防止教育の中で重要な役割を果たすと期待できる。薬物乱用防止教育のみならず,学校健康教育全般,さらには家庭や地域においても,規範についての教育力を高めることが求められるだろう。

　しかし,成長とともにただ規範を遵守しろというのではなく,同じ集団内での**対人コミュニケーション**(p.186)を高め,その集団にとって規範がなぜ大切なのか,規範から逸脱することで,誰にどのような影響があるかをきちんと伝えることが重要となってくる。

【文献】
1) R.Jessor: New Perspectives on Adolescent Risk Behavior, Cambridge University Press, 1998
2) 総務庁青少年対策本部「青少年の規範意識形成要因に関する研究調査」1993
3) 市村國夫・下村義夫・渡邉正樹「中・高校生の薬物乱用・喫煙・飲酒行動と規範意識」『学校保健研究』43(1),39〜49,2001
4) 国立教育政策研究所生徒指導研究センター「生徒指導体制の在り方についての調査研究報告書—規範意識の醸成を目指して—」2006

自己効力感
（じここうりょくかん）

[関連用語]：社会的認知理論／期待×価値モデル／保健行動

■自己効力感とは

　自己効力感（Self-efficacy）とは，ある「結果」をもたらす「行動」ができるかどうかという確信度であり，バンデューラ（A. Bandura）が提唱する**社会的認知理論**の鍵概念となっている。認知的要因から行動を説明する理論のほとんどは，「期待」と「価値」という主要な二つの要因を用いた「**期待×価値モデル**」が基本となっている。バンデューラは行動の先行要因としての「期待」を，「結果期待」と自分ができるかどうかという効力に対する期待とに区別し，後者を「効力期待」と呼んだ（図1）。すなわち，知覚された効力期待が自己効力感である。

　自己効力感を**保健行動**で説明してみよう。ある人が健康維持という「結果」のために，「朝食を毎日とる」という行動をとろうとする。その行動は「朝食を毎日とることによって健康が維持される」という「結果期待」と，「朝食を毎日とることができる」という「効力期待」とをもつことになる。結果期待と効力期待はともに重要だが，特に効力期待の知覚，すなわち自己効力感は実際の行動をよく予測する変数といわれている。

　自己効力感はどのような場合に高まるのか？

　次の4つの要因が，自己効力感に影響するとバンデューラは述べている[1]。

　まず「成功体験」である。特に忍耐強い努力によって障害に打ち勝つ体験をもつと，効力感は高まる。それから「代理体験」，すなわち自分と同じように努力している人が成功している姿を見ることも重要である。次に「社会的説得」だが，こ

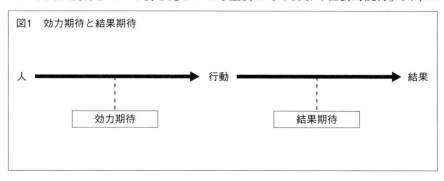

図1　効力期待と結果期待

人　　　　　　　　　→　　　　行動　　　　　→　　　　結果

効力期待　　　　　　　　　　結果期待

れは周囲の人から自分に対して肯定的な評価を受けることである。さらに「生理的, 感情的状態」すなわち, 身体状態を向上させ, ストレスやネガティブな感情傾向を減少させることである。

　また自己効力感には次のような4つの過程がある。それは「認知的過程」「動機づけ過程」「情緒的過程」「選択過程」と呼ばれている。自己効力感の高い人は, まず, 自分の目標を設定して, それをうまく達成することができる(認知的過程)。次いで, 失敗した場合には自分の努力が足りなかったと考え, もっと努力することで目標を達成しようとする(動機づけ過程)。また, 自分に対する脅威をうまく処理することができる(情緒的過程)。さらに, 困難な仕事を挑戦としてとらえ, それに立ち向かう(選択過程)。すなわち, 自己効力感の高い人は, さまざまな困難を乗り越えて, 自分の力を信じて問題を解決することができるのである。

　以上のことから, 人々の認知と行動の間で, 自己効力感がいかに重要な役割を果たしているかがわかる。

■自己効力感と学習活動

　自己効力感と学業成績との間に関連がみられることは, 多くの研究で証明されていることである。自己効力感は学業成績の向上に影響を与え, 工夫された学習活動は自己効力感を高める。

　また次のような条件では, 自己効力感が高まることが認められている[1]。

・自分自身で目標設定を行った時
・学業成績を頻繁に, また学習後すぐにフィードバックする時
・長期的な学習目標を設定するよりも, 短期的な目標設定をした時

　数学など成績を客観的に評価しやすい教科によって研究が進められている場合が多いが, 健康教育においても上記の条件があてはまると予想される。

■自己効力感と保健行動との関係

　生活習慣病はもちろん, 不慮の事故の多くも不適切な行動が主な原因となっている。健康にかかわるさまざまな行動, すなわち保健行動を説明するさまざまな理論が存在するが, そのような理論の中でも自己効力感は特に重要な要因とされる。例えば, 防護動機理論(Protection Motivation Theory), 健康信念モデル(Health Belief Model), 計画行動理論(The Theory of Planned Behavior), 変化段階理論(the Stage of Change)などには自己効力感がモデルに含まれている。この中で防護動機理論は本書で紹介しているので(p.188), そちらを参照してほしい。

　では,具体的な保健行動の例で考えてみよう。40歳になったAさんに,定期検診の知らせが届いた。検診結果によると,Aさんは中性脂肪が高いという判定があり,食生活と運動習慣を改善するようにという助言があった。Aさんは以前から循環器疾患の怖さ(病気の脅威)を漠然と感じており,検診結果から自分にもその危険性があることに気づいた(罹患の可能性)。と同時に,食生活・運動習慣を改善することで循環器疾患が予防できるという期待もあった(結果期待)。そして何よりも食生活・運動習慣を改善できるという確信もあった(自己効力感)。Aさんは行動の先行要因が望ましい状況であったため,生活改善しようと決心した(行動意図)。

　これまでの多くの研究で,このような複数の先行要因の中でも,特に自己効力感が行動意図に大きく影響することがわかってきた。もちろん,ほかの要因も無視できないが,「自己効力感→行動意図→実際の行動」という流れは,保健行動理論の骨格になっているといえるだろう。

■自己効力感とストレス対処

　ストレス対処においても自己効力感は重要な要因である。ストレッサーをコントロールできると確信できれば,ストレスは軽減される。また,コーピングに関する自己効力感もストレス反応の表出を抑制することにつながる。うまくストレスに対処ができたという成功体験は,その後のストレス対処における自己効力感を高めることにつながっていく。

■自己効力感の健康教育への応用

　これまで述べてきたように,自己効力感は保健行動についてはもちろん,人間の行動全般に大きく影響する重要な心理的要因である。しかし注意しなければならないことは,自己効力感には不適切な行動を促進する働きもある点である。この点について心理学者のマーラット(G.A.Marlatt)は,自分がたばこを吸い始めたきっかけについての話を紹介している[1]。マーラットは,友人の前で見栄を張って,実はたばこを吸った経験がないのに,たばこを吸えると言ってしまった。その時,自分は喫煙者として通用するという気持ちを抱いていたという。つまり,喫煙者になれるという効力感が高かったわけである。

　日常生活の中で,同じような場面をいくらでもみつけることができるだろう。危険な行動をとる青少年たちは,自分ならうまくやれるという効力感を抱くのだろう。また,ある覚醒剤乱用者は,自分ならばいつでもやめられると思って,乱

用を続けていたという話もある。彼はあるスポーツで大成功した経験があったので，それが自己効力感を高めたと考えられる。

では，自己効力感をどのようにとらえたらよいのか。

まず自己効力感には具体的な目標があることを思い出さねばならない。薬物乱用で説明すれば，薬物乱用の誘惑に負けない効力感，危険な環境を回避する効力感，再発の危機を乗り越える効力感などが適切な自己効力感として挙げられる。このように望ましい目標に対する自己効力感を高めることが重要なのであって，何が何でも自己効力感が高いほうがよいというわけではない。

最初に，自己効力感の理論は基本的に「期待×価値モデル」であることを述べた。「期待」としての自己効力感だけではなく，健康を大切に思うという「価値」も同様に高めていかなければならない。「期待」と「価値」がともに高まることで，適切な保健行動が期待できるのである。

以上のことを踏まえた上で，健康教育の領域では，どのように自己効力感を利用するかについて考えてみたい。

まず，自己効力感は先に述べた先行する4つの条件に働きかけることで高まることが期待できる。例えば，比較的簡単な成功を体験することで，さらに高い目標をめざすようになると予想される。自分と同じような境遇にある人の成功例を見せることも効果的であろう（例えば禁煙指導など）。

さらに自己効力感を測定することで，その人に適した指導が可能となる。例えば自己効力感が低く，病気の脅威を強く感じる人には，初めから高い目標を設定しない，余計な脅威を与えないという対処が考えられる。自己効力感の低い人に対しては，周囲から積極的に支援を行う必要があるだろう。

【文献】
1) A.Bandura(ed.): Self-efficacy in changing societies, Cambridge UP, 1995　本明寛, 野口京子監訳『激動社会の中の自己効力』金子書房, 1997
2) J.E.Maddux(ed.): Self-efficacy, adaptation, and adjustment, Plenum Press, 1995

【………健康教育的映画ガイド………】
わかりあうことの困難さ

『ロスト・イン・トランスレーション』（2003年　アメリカ／日本）

ウィスキーの CM 撮影のため来日した俳優のボブ・ハリス（ビル・マーレイ）は，滞在先の東京で孤独な時間を過ごしていた。同じホテルには，孤独なアメリカ人がもう一人いた。カメラマンの夫と来日中のシャーロット（スカーレット・ヨハンソン）である。二人が孤独である原因は，言葉の通じない異国に滞在していること（あるいは迷い込んだこと）だけではなかった。アメリカにいる妻からホテルへ FAX だけが送られてくるボブ。仕事に忙しい夫に置いてきぼりをくうシャーロット。たまたまホテルのバーで知りあった二人は，やがて互いに惹かれるようになる。

　この映画が日本で公開された当時は，日本人を侮蔑する内容であるという意見もあったようだ。確かにボブの部屋を訪ねてきた日本人女性が“lip”と“rip”の発音を区別できないなど，日本人をからかっているようなシーンがある（シャーロットがボブに「なぜ日本人は L と R が苦手なの？」と聞くシーンもあるが）。

　しかし実際には，日本とアメリカとの間の言語・文化のギャップという単純な問題だけではなく，もっと普遍的なコミュニケーションの困難さを取り上げていることがわかると思う。周囲の日本人との意思の疎通が難しいことを入り口にしながら，家の絨毯のことばかりが気になる妻との心のすれ違いを感じるボブと，夫にも相談できずに自分自身の生き方に悩むシャーロットを通じて，身近な人間とわかりあうことの難しさ，さらに自分の生き方に正面から向きあうことの難しさもこの作品は描いていると思うが，いかがだろうか。

　この映画が優れているのは，東京を舞台にしていながら，見ている日本人すら異国にいるような感覚をもつ点ではないだろうか。それは日本を扱っている多くのハリウッド映画が日本を中国や東南アジアのどこかと勘違いしているのとは異なり，明らかに見慣れた東京の風景でありながら，見ている者に異国の都市に一人で放り出されたような疎外感を感じさせるからだと思う。しかしこの映画に数多くの日本人が登場していながら，心を表現する日本人が誰一人として登場しない，思いきった脚本にも驚きを感じる。

　製作・監督・脚本のソフィア・コッポラは，巨匠フランシス・フォード・コッポラの

娘である。父親が監督した『ゴッドファーザー・パートⅢ』(1990年)に女優として出演しているが,正直ぱっとしなかった。しかし,『マリー・アントワネット』(2006年)を監督するなど,父親と同じ道を歩むことでその才能を発揮したといえる。本作は,2003年のアカ

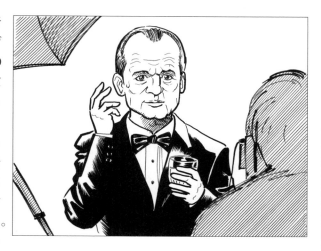

デミー脚本賞を受賞しているほか,多くの映画賞を受賞した。なお,挿入曲の選曲センスがよいことが知られているソフィア・コッポラだが,本作のエンディングにも"はっぴいえんど"の『風をあつめて』(詞:松本隆,曲:細野晴臣)を使用している。見慣れた町に不思議な光景が浮かび上がってくる様子を歌ったこの曲は,本作にぴたりとはまっている。

　主演のビル・マーレイは大ヒット作の『ゴーストバスターズ』(1984年)などでコメディ俳優として知られているが,シリアスな役どころも少なくない。本作によって2003年のアカデミー主演男優賞にノミネートされたが,惜しくも受賞は逃した。しかしゴールデン・グローブ賞などほかの賞において男優賞を受賞している。もっとも個人的には『リトルショップ・オブ・ホラーズ』(1986年)での怪演(歯医者にやってくる嗜虐的な患者役)が特に印象的であるが。スカーレット・ヨハンソンは近年活躍の目覚しい女優の一人であるが,単純に美人女優や清純派という枠組みに納まるような才能ではなく,『バーバー』(2001年)で見せたような可憐さと大胆さの両面をもちあわせるような難しい役柄を,ごく自然に演じることのできる女優である。本作品の成功の理由の一つが,この配役の妙だったと思う。

『ロスト・イン・トランスレーション』■原題: Lost in translation　■: 製作／監督／脚本: ソフィア・コッポラ　■製作総指揮: フランシス・フォード・コッポラ,フレッド・ルース　■主な出演者: ビル・マーレイ,スカーレット・ヨハンソン,ジョヴァンニ・リビシ,アンナ・ファリスほか

対人コミュニケーション
（たいじんこみゅにけーしょん）

[関連用語]: 社会的スキル／拒否スキル／意思決定／アサーティブ・トレーニング／セクシュアル・ハラスメント／ヘルスリテラシー

■対人コミュニケーションと社会的スキル

　対人コミュニケーション（interpersonal communication）とは「二者間あるいは少人数の人々の間で交わされる情報の交換過程」を意味する[2]。二者間の情報交換といえば「会話」がすぐ頭に浮かぶが，コミュニケーションの形式は会話のみではない。日頃，人と話していても自然と身振り手振りが加わったり，相手の表情が会話の内容とともに変化したりということは，誰もが経験していることであろう。また，よく知らない相手であれば，髪型や服装でその人の考えや行動を判断することも，一つのコミュニケーションの形である。

　会話を主とするコミュニケーションを言語コミュニケーションと呼び，顔の表情を含む身体動作や化粧・服飾のような物的な表現によるコミュニケーションを非言語的コミュニケーションと呼ぶが，人々は実際には両方をうまく使って，相手と情報を交換するわけである。

　私たちは知らず知らずの間にコミュニケーションの方法を身につけていくが，時として，うまく相手に自分の気持ちを伝えられなかったり，人と仲良くできずにトラブルを抱えたりすることもある。コミュニケーションの能力を左右する要因は数多いが，重要な要因としては個人の社会的スキルがある。

　社会的スキルと健康との関連，特に社会的スキルとメンタルヘルスとの間に関連がみられることは，さまざまな研究で指摘されている。例えば社会的スキルが欠如しているとストレス反応を表出しやすいことや，問題行動を引き起こしやすいことなどが指摘されている。社会的スキルを身につけ，対人関係においてスキルを発揮することは，精神的な健康を保つ上で意義あることである。

■社会的スキルのトレーニング

　社会的スキルは個人ごとに固定しているものではなく，トレーニング可能なものだと考えられている。社会的スキルのトレーニングを必要とする場面としては，対人不安や攻撃性といった直接的な対人関係の問題から，アルコール依存症や抑うつまでと幅広い。

　社会的スキルのトレーニングは大別して，主張的スキル，社会的問題解決スキ

ル, 友情形成スキルからなるとされる[1]。主張的スキルは, 相手を傷つけることなく自分の考えをきちんと伝えることであり, 後で述べる健康教育における**拒否スキル**もこの中に含まれる。社会的問題解決スキルは, 自分の問題に気づいたり, 目標を設定したりという, **意思決定(p.170)**を支えるスキルといえるだろう。

主張的スキルのトレーニングでは, いわゆる**アサーティブ・トレーニング**がよく知られている。アサーティブとは, 相手のいいなりにならず, また相手に攻撃的にならずに, 自分の気持ちをきちんと伝えること(自己主張)である。トレーニングの方法は, 下の文献を参照してほしいが, 自分のアサーティブの程度をよく知り, その上で目標を設定し, ロールプレイなどを通してよりよい行動をみつけていくことが望ましい。

■健康教育における拒否スキル

ところで健康教育では, たばこやアルコール, あるいは不法な薬物を強要された時に, どのように断るかという拒否スキルを学ぶ場合が多い。拒否スキルは, **セクシュアル・ハラスメント(p.94)**の場面でみられる性的な関係の強要などでも応用可能である。

しかし単に拒否スキルだけではなく, まず危険な状況を察知して, できるだけ早くそのような状況を回避することが重要である。拒否する以前に「逃げる」ことが必要な場合もある。スキルを生かすには, 危険な環境を認知するための学習もともなう必要があるだろう。

また怒りのような感情を自分でコントロールして, 相手とのトラブルを解決することも, 対人コミュニケーションにかかわる健康教育の重要な内容といえるだろう。**ヘルスリテラシーの項(p.14)**でも取り上げているアメリカ合衆国の全国健康教育基準では, 必要な対人コミュニケーションとして「争いごとを処理したり, 解決したりするための非暴力的方略を実践する」ことが挙げられている。他者との良好な関係は精神的健康を維持する上でも有効である。

【文献】
1) 相川充, 津村俊充編『社会的スキルと対人関係　自己表現を援助する』誠信書房, 1996
2) 深田博己『インターパーソナル・コミュニケーション　対人コミュニケーションの心理学』北大路書房, 1998
3) R.E.アルベルティ, M.L.エモンズ『自己主張トレーニング　人に操られず人を操らず』東京図書, 1994

恐怖喚起コミュニケーション
（きょうふかんきこみゅにけーしょん）

[関連用語]：健康信念モデル／防護動機理論

■恐怖喚起コミュニケーションの功罪

　健康教育において恐怖を喚起するという手法は，不健康行動や危険行動を抑制し回避するために，古くから用いられてきた。病気や傷害の恐ろしさを知ることで，適切な対処行動をとることを促そうというものである。例えば，自動車教習所で交通事故の写真などを見た経験のある人も少なくないだろうが，事故の悲惨さを知ることで安全な運転をすることが促される。

　しかし，恐怖を喚起することとはまさに脅しであり，長期的な教育効果が期待できないなどの理由から，近年の健康教育においては否定する傾向もみられる。とはいえ，病気や災害の恐ろしさを取り上げることなく，健康教育を行うこともまた困難だろう。例えば禁煙指導において，肺がんや心臓病の脅威について取り上げることはむしろ自然なことだと思う。

■恐怖喚起コミュニケーションの基礎理論

　健康教育で用いられる**恐怖喚起コミュニケーション**の基礎理論としては，**健康信念モデル**（Health Belief Model, 以下 HBM と略す）と**防護動機理論**（Protection Motivation Theory）がよく知られている。HBM は脅威の知覚を重要な変数としつつも，総合的な保健行動モデルとしてとらえることが一般的で，防護動機理論は恐怖喚起の効果を調べることに適したモデルととらえることができるであろう。防護動機理論では，脅威評価と対処評価の二つによって防護動機が生じるという認知的媒介過程（Cognitive Mediating Processes）が特に重視される（図1）。

　この理論の認知的変数をわかりやすい例で説明してみよう。例えば，「喫煙しない」という防護動機を考える。この例における喫煙の重大さとは，「たばこを吸うと，死亡につながる重大な病気になる可能性が高い」というような認知である。罹患性は「自分もたばこを吸えば，がんになる危険性がある」のように表現される。重大さと罹患性は，喫煙の脅威評価を高めるように働く。逆に内的報酬と外的報酬は脅威評価を低くするように働く。例えば内的報酬は「たばこを吸うと気分が落ち着く」，外的報酬は「友人とうまくつきあうために，たばこを吸うことは必要である」というような認知となる。

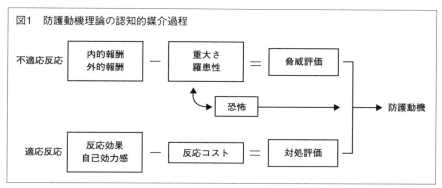

図1　防護動機理論の認知的媒介過程

不適応反応　内的報酬／外的報酬　ー　重大さ／羅患性　＝　脅威評価

恐怖　→　防護動機

適応反応　反応効果／自己効力感　ー　反応コスト　＝　対処評価

(Rogers, 1997)

　対処評価を高めるのは反応効果と自己効力感である。反応効果は「たばこを吸わなければ，健康で長生きができる」，自己効力感は「人からたばこを勧められたら，断ることができる」のような表現となる。対処評価を低くする反応コストは「たばこを吸うことが習慣になったら，苦労してやめる必要はない」のようになるだろう。

　脅威評価と対処評価を高める要因に対しては，それを強調するような教育内容を用意し，逆に両者を低くするような要因に対しては反論を用意することで，健康教育の効果を高めることが期待できる。

■恐怖喚起コミュニケーションの用い方

　これまでの研究によって恐怖を喚起することによる効果は認められるものの，注意しなければならない点もある。一つめは，特に高齢者は恐怖喚起に影響されやすいことが指摘されているため，高齢者対象の健康教育では必要以上に病気の脅威を強調しないなどの配慮が必要であること。

　二つめに，どの程度の脅威や対処の内容が教育上効果的であるかは一貫した結果が得られていないということ。今後の研究の蓄積が必要である。

　三つめに，先に述べたように単に恐怖を喚起するだけではなく，同時に対処方法も伝達する必要性があることは恐怖喚起コミュニケーションを用いた健康教育の基本であるということ。一部の感染症では，恐怖を喚起することで感染者に対して不当な差別・偏見を生むおそれもある。

　対処方法を正しく伝達することで，そのような問題を防ぎたい。

ソーシャル・キャピタル
Social Capital

[関連用語]: 健康格差／健康日本21（第2次）

■ソーシャル・キャピタルとは

　健康格差の問題が指摘されるようになるとともに，その要因や解決策を考える上でソーシャル・キャピタル（Social Capital）の概念が重視されるようになってきた。健康を規定する要因として，個人の要因だけではなく社会的決定要因が重視されているが，ソーシャル・キャピタルではこのような要因から特に家族・地域・学校・職場という社会的環境やそれに伴う人間関係に注目している。

　ソーシャル・キャピタルには単一の定義はないが，政治学者の R. パットナム（R.Putnam）によれば，ソーシャル・キャピタルは「人々の協調行動を活発にすることによって，社会の効率性を高めることのできる，『信頼』『規範』『ネットワーク』といった社会組織の特徴」と定義されている[1]。特に公衆衛生の領域においては，個々の健康行動を促進する社会構造の仕組みとその特徴を指すことが多いと思われる。ソーシャル・キャピタルに介入し，活用することで，健康格差の是正や QOL の向上へつながることが期待されている。

　ところで上記の定義に基づくと，ソーシャル・キャピタルを構成する3つの要素は以下の意味をもつ。基本になるのは「ネットワーク」であるが，生活の場となる住民間の社会ネットワークはもちろん，家族や親族，職場の人々のネットワークなどが存在する。「ご近所づきあい」も一つのネットワークといえる。

　しかし単にネットワークが存在するだけではなく，人を結びつける力が必要である。それが「信頼」と「規範」である。「信頼」とは他者に対する信頼感であり，「規範」とは「お互い様」という互報酬を指す。これらの要素は別々に形成されるものではなく，相互に強化されていくものである。

■ソーシャル・キャピタルと健康

　ソーシャル・キャピタルと健康との関係は数多く指摘されている。ソーシャル・キャピタルと健康に関する研究で知られるイチロー・カワチ博士は，以下のようなエビデンスを紹介している[2]。

・地域レベルの集合的効力（信頼や互助など）が高いほど，総死亡率が低い。

・家族凝集性が低いほど，アルコール関連死率が高い。

・地域レベルの活動参加割合が低いほど,総死亡率が高い。

・ソーシャル・キャピタルが高いほど,自殺率が低い。

このように人口動態統計や有病率を用いたり,保健行動の実態や健康意識との関係を調べたりして,研究が進められている。なお健康問題以外にも,ソーシャル・キャピタルは犯罪抑止や自然災害時の被害軽減にも影響することが指摘されている[2]。

ではなぜソーシャル・キャピタルが良好(高い)だと,健康状態もよいのか。これについてはさまざまな議論があるが,ソーシャル・キャピタルが良好だと健康のためにさまざまな資源を活用しやすい,互助性が高いため多くの人からのサポートを受けやすい,信頼性が高いためにストレスが生じにくいなどのほか,そもそもソーシャル・キャピタルの高い人は,健康の知識が豊富で健康意識も高いということも考えられる。そしてソーシャル・キャピタルは格差社会の解決に大きく寄与することが期待されている。

■ソーシャル・キャピタルに基づく健康づくり

別項でも取り上げている健康日本21(第2次)では,「健康を支え,守るための社会環境の整備」が目標として挙がっている。その中で「いいコミュニティ」づくりは,健康づくりに貢献するという考えから,ソーシャル・キャピタルを意識した目標も以下のように取り上げられている。

・地域のつながりの強化(居住地域でお互いに助け合っていると思う国民の割合の増加) 現状(2007年)45.7% → 目標(2022年)65%

今後はソーシャル・キャピタルの向上に向けた実践とともに,ソーシャル・キャピタルの評価も進められていく。

【文献】
1) 地域保健対策におけるソーシャル・キャピタルの活用のあり方に関する研究班「民組織活動を通じたソーシャル・キャピタル醸成・活用にかかる手引き」厚生労働省, 2015
2) イチロー・カワチほか『ソーシャル・キャピタルと健康政策　地域で活用するために』日本評論社, 2013
3) 厚生科学審議会地域保健健康増進栄養部会「健康日本21(第2次)の推進に関する参考資料,厚生労働省」2012

【………健康教育的映画ガイド………】
メディアのうそはなぜ見抜けないのか

『ニュースの天才』（2003年　アメリカ）

　2007年初めに，あるテレビ局が製作した健康バラエティ番組で，納豆のダイエット効果についてのデータ捏造が発覚して話題となった。放送直後には納豆の売り上げが急増するなど，視聴者の健康への関心の高さとテレビというメディアの影響の大きさが印象に残る事件であった。テレビ局のように情報提供側が社会的に認知されている団体や組織である場合は，その情報にうそがあると考える視聴者はごく少数であろう。

　本作品は，1998年にアメリカで実際に起きた雑誌記事捏造事件を元にしている。舞台となったのはアメリカの代表的な政治雑誌「ニュー・リパブリック」の編集部である。若きアソシエイト・エディターであるスティーヴン・グラス（ヘイデン・クリステンセン）は，同僚らが政治記事に関心が高いのとは異なり，身近な社会現象の中からスクープをものにする能力に長けていた。優れた記事を書くことに加え，気配り上手なスティーヴンは仲間たちにも好かれていた。

　しかし，彼の書いていた記事の大半は，彼自身の捏造だったのだ。あるネットマガジンの記者が，スティーヴンが執筆した「ハッカー天国」という記事に書かれた内容に疑問をもった。彼は独自に調査を始め，記事に書かれた企業や人物がこの世に存在していないことに気づく。やがてニュー・リパブリック誌の編集長もスティーヴンの書いた記事内容に疑いの目を向けるようになる。

　実際に，ニュー・リパブリック誌に掲載されたスティーヴン・グラス執筆の41本の記事のうち，27本に捏造があったとされている。その中には部分的な捏造だけではなく，記事そのものが完全に創作だったものもあったという。

　映画本編には含まれてはいないが，スティーヴン・グラス本人へのインタビュー映像（報道番組の"60minutes"）がある。その中で彼は，自分の捏造した記事ネタを編集会議で話すと同僚らは興奮して聞いてくれるので，その快感が忘れられなかったと答えている。スティーヴンの捏造記事の大半は実在しない人物や団体の話だったので，記事に対する苦情はほとんどなかったという。しかし捏造記事が真実として伝えられるならば，それによって多かれ少なかれ被害を受ける人たちがいるのも事実である。彼が創作した架空のインタビューを元にして，実在の人物を

中傷している記事もあったのだ。

　スティーヴンによると，真実もしくは
真実に近い記事を書いて読者がいったん
書き手を信頼してしまうと，その後に捏
造記事を書いても読者は決して疑おうと
はしないという。まして，ニュー・リパブ
リック誌の記事である。読者はもちろん，
社内においても，誰も疑いをもつことは
ないだろう。

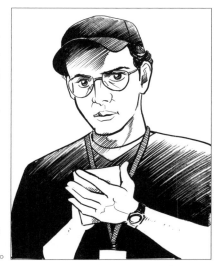

　どの情報が正しいのかを判断すること
はどんな場合も容易なことではない。し
かし健康にかかわる情報ならば，選ぶ情
報を間違えると命にかかわる場合がある。

　情報を提供する側が細心の注意を払うことは当然のことだが，情報を受け取る
側も批判的（否定的という意味ではなく）に，その内容を検討する姿勢が必要であ
る。過去に日本では，国内で認可されていない海外のダイエット食品を購入した人
たちの多くが肝障害を引き起こしたという事件があった。その中には死亡に至っ
た人もいる。先の納豆ダイエットは健康被害をもたらしたわけではないが，もしも
っと危険な方法が捏造されていたら，大変なことになったかもしれないのである。

　主演のヘイデン・クリステンセンは，『スターウォーズ　エピソード2』（2002年）
および『スターウォーズ　エピソード3』（2005年）で，アナキン・スカイウォーカー
（後のダース・ベイダー）を演じていた。スティーヴンと対峙する編集長は『K−19』
（2002年）や『フライトプラン』（2005年）のピーター・サースガードが演じている。
監督のビリー・レイは，2007年には『アメリカを売った男』を監督している。また本
作の制作総指揮には，トム・クルーズも名を連ねている。

　ところで，スティーヴン・グラス本人はというと，もちろんジャーナリスト生命
は断たれてしまったが，その後『でっち上げ屋（Fabulist）』という本を執筆して大金
を手に入れたということである。

....

『ニュースの天才』　■原題: Shattered grass　■監督: ビリー・レイ　■製作総指揮: トム・クルーズ
■主な出演者: ヘイデン・クリステンセン，ピーター・サースガード，クロエ・セヴィニー

インフォデミック
Infodemic

[関連用語]: 新型コロナウイルス感染症／ヘルスリテラシー／クリティカル・シンキング

■インフォデミックの怖さ

　2020年前半, **新型コロナウイルス感染症**(以下, COVID-19)とともに社会に拡大したものが誤った情報であった。例えば日本では, トイレットペーパーが不足して手に入らないという噂が流れた。マスクが不足していたことと関連づけられて, トイレットペーパーも海外製という誤った理解に基づくものであった。また SNS によって噂が急速に広まったことも, 誤情報の急速な拡大につながった。結果として本来不足していないはずのトイレットペーパーが, 買占めによってスーパーやドラッグストアから姿を消した。同様の状況は世界各国でみられ, 犯罪につながった事例もあった[1]。

　COVID-19をきっかけとして, 正確なものと不正確なものを含む大量の情報が拡がり, 信頼できる情報を区別することが困難になった状態である**インフォデミック**(Infodemic)[2]が知られるようになった。インフォデミックは Information と Epidemic を組み合わせた造語であり, 情報も病原体同様に人から人へ広まっていく。これまでも災害発生時に誤情報が混乱に乗じて広がったことがあったが, SNS が普及したこともあり, COVID-19の場合には世界中で類似した問題が発生した。

■ COVID-19にかかわる誤情報の例

　WHO は COVID-19にかかわって広がった誤情報の例を Web サイトで紹介している[3]。いくつか例を挙げると, 次の通りである。
・COVID-19のウイルスは水泳を介して感染する。
・COVID-19のウイルスはハエを介して感染する。
・エタノールや漂白剤を飲むと COVID-19を予防できる。
・食事に唐辛子を入れると COVID-19を予防できる。
・5G モバイルネットワークが COVID-19を拡大させている。
　どれも明らかに誤った情報であるが, これらを信じたり, 実行したりする人たちがいるわけである。直接健康を阻害しない場合(上記のトイレットペーパーの例など)もあるが, 人々を誤った方向に導くという点では同様といえるであろう。

■インフォデミックへの対策

　ではインフォデミックへどのように対応すればよいのか。これについても WHO は虚偽を含む情報に関して次のような対策を挙げている[4]。なお筆者によって説明を若干加えている。

1. 情報源を調べて，情報の背景や連絡先等を確認する。
2. 記事の見出しだけではなく，全体を見る。
3. 作成者を特定し，信頼できるかどうか確認する。
4. 最近の内容であるかどうか，日付を確認する。
5. 裏付けとなる証拠を調べる。
6. 自分のもつ偏見に左右されていないかどうかチェックする。
7. 情報が疑わしい場合はファクトチェッカー組織や報道機関に相談する。

　以上の対策はヘルスリテラシーにおける**クリティカル・シンキング**(p.196)と共通するものといえるであろう。

　なお1〜7に加えて，WHO は「手洗い，物理的な距離をとること，マスクの着用で COVID-19 から身を守ることができるのと同じように，情報衛生(information hygiene)を実践することで，誤情報や偽情報の拡散を遅らせることができる」としている。

　そのため，自分自身が上記の対策を実践して誤情報に惑わされないことはもちろん，自分自身が誤情報の発信源にならないようにすることも重要である。「この情報をほかの人とシェアして大丈夫なのか」「この情報を広めることに自分は責任をもてるだろうか」という姿勢をもつことも，またインフォデミック対策の一部といえるであろう。

【文献・URL】
1) 福長秀彦「新型コロナウイルス感染拡大と流言・トイレットペーパー買いだめ〜報道のあり方を考える〜」『放送研究と調査』70(7), 2-24, 2020
2) PAHO (Pan American Health Organization), COVID-19 Factsheets: Understanding the Infodemic and Misinformation in the Fight against COVID-19, 2020
3) WHO, Coronavirus disease (COVID-19) advice for the public: Mythbusters
https://www.who.int/emergencies/diseases/novel-coronavirus-2019/advice-for-public/myth-busters#pepper
4) WHO, Let's flatten the infodemic curve:
https://www.who.int/news-room/spotlight/let-s-flatten-the-infodemic-curve

クリティカル・シンキング
critical thinking

[関連用語]：EBM(Evidence-Based Medicine)／ヘルスリテラシー／意思決定

■クリティカル・シンキングとは

　クリティカル・シンキング(Critical Thinking)は批判的思考と訳されることが多いように，ものごとを無批判的に受け入れるのではなく，自分でよく考えて，正確に理解・判断する思考方法を指している。誤解されやすいのだが，批判的思考とは情報を否定的にとらえる，あるいは非難するという意味ではない。あくまでも，ものごとを正確に理解するための姿勢であって，あら探しをするということでは決してない。

　一般にメディアリテラシーや情報リテラシーについて語る場合において，クリティカル・シンキングが登場することが多い。マスメディアの流す情報は，すべて正確とは限らず，特にインターネット上の情報はその真偽性に問題がある場合が多い。情報通信技術(ICT)を利用する際には，情報を収集する能力に加えて，クリティカル・シンキングを働かせることが不可欠である。また自分にとって影響力のある人の情報も，鵜呑みにしやすいものである。特に若者の間では，性についての知識を得る際，メディアとともに恋人や先輩などからのインフォーマルな情報源に頼ってしまうことはよくあることである。それゆえに，常にクリティカル・シンキングを働かせ，事実を探求する姿勢が大切である。

■クリティカル・シンキングと健康

　健康の分野で，いち早くクリティカル・シンキングを取り入れたのは看護学である。このことは**EBM**（Evidence-Based Medicine, p.210）や Evidence-Based Nursing の考え方の普及と無縁ではない。すなわち，看護の方針を立てる際，自分の経験だけに基づいたり，人の意見に一方的に頼ったりではなく，自分でよく調べ，考え，正しい根拠に基づいて方針を立てることが必要になってくるからである。

　もちろん看護職のような専門家だけではなく，一般の人々においても，健康にかかわるクリティカル・シンキングの重要性は同様である。**ヘルスリテラシー**(p.14)の考え方の中でも，クリティカル・シンキングがその重要な要素となっていることは，先に指摘したとおりである。

　健康問題を例にしてクリティカル・シンキングを取り上げてみよう。

　ダイエットを行おうとする人たちの中には,よく考えもせずに,科学的根拠のない危険な方法を選択してしまう人が少なくない。「必ずやせられる」という謳い文句に躍らされるのではなく,「やせられる」根拠は何か,危険はないのかという思考を常に働かせることが,危険なダイエットを避けることにつながるのである。

■クリティカル・シンキングを育てる

　クリティカル・シンキングという思考技術を育てるためには,いくつかのポイントが指摘できる。まず,情報は1か所からだけではなく,複数の情報源から得るようにするということである。できるだけ多くの情報源をもち,それらから得た複数の情報を比較検討することが大切である。情報の正確性を確認するには,情報源が信頼できる根拠を明確に示しているか,あるいはほかの情報源でも同じ理由を述べているかを調べるとよい。なお,一般的によく知られている情報が必ずしも信頼できるとは限らない。たとえば応急手当の中には,科学的根拠がないのに多くの人が行っている例もあるからだ。

　さらに,自分の判断が正しかったどうか,必ず評価することである。その場合,偶然や運によってよい結果がもたらされる可能性もあるので,結果だけに目を向けず,思考過程を重要視する。ここで述べたことは,**意思決定**(p.170)の方法と共通する部分が多い。

　本書で取り上げているような新しい健康問題では,特にクリティカル・シンキングを働かせることは重要である。事実がすべて明らかになっていない,情報が十分に伝達されていない状況だからこそ,クリティカル・シンキングが必要とされるのである。

【文献】
1)　道田泰司,宮元博章著,秋月りす漫画『クリティカル進化論　「OL 進化論」で学ぶ思考の技法』北大路書房, 1999
2)　アレク・フィッシャー著,岩崎豪人ほか訳『クリティカル・シンキング入門』ナカニシヤ出版, 2005
【URL】
日本看護クリティカルシンキング研究会:http://sahswww.med.osaka-u.ac.jp/~jactn/

健康格差
（けんこうかくさ）

[関連用語]：ジニ係数／ソーシャル・キャピタル

■格差社会と健康問題

　格差という言葉は，現代社会を象徴するキーワードの一つである。よく用いられる「勝ち組・負け組」や「下流社会」も，社会における格差を表現する言葉として定着した。所得格差は消費生活に影響を与え，教育格差を生む可能性もある。

　所得格差は国の中にも，また国と国の間にも存在する。国家間の格差をみる場合に用いられる指標としてはGDP（国内総生産）やGNP（国民総生産）がよく知られているが，所得の格差や不平等を計測する代表的指標としてはジニ係数がある。ジニ係数は0から1までの値をとるが，0はまったく格差のない状態であり，1に近づくほど格差が広がるととらえる。総務省の家計調査によると，日本国内では1980年以降，ジニ係数の値が上昇傾向にある[1]。すなわち，日本社会における所得格差が大きくなっていると解釈できる。

　しかし，所得格差はそれ自体が問題であるだけではなく，健康との関係で論じられることが少なくない。すなわち，所得格差は健康状態と非常に密接な関係があり，それは**健康格差**（Health Disparity）を生む原因となっている。

■健康格差の実際

　一般に，貧困は健康を阻害する重要な要因として語られることが多い。実際，世界の国々の経済状況と健康の関係について調べると，国民一人あたりの所得と平均余命の間には強い相関があることが知られている[2]。またイギリスやアメリカ合衆国など先進国内での調査でも，貧困層は富裕層に比べて健康状態に問題があることが，さまざまな調査で指摘されている。背景にある人種・民族，職業，教育などの違いも，健康格差を生む要因となっている。

　もちろん社会経済的要因だけではなく，国と国の間では文化・宗教や地理的な状況の違いが関係するであろうし，国内であっても物理的環境などの違いが健康へ影響していることは十分予想できる。しかし，社会経済的要因の健康への影響は無視することができないという考えにも異論はないだろう。

■所得格差のある地域は不健康？

　「経済格差が拡大すると不健康が増える」という，相対所得仮説と呼ばれる説

がある。先進国を対象とした調査では，ジニ係数と平均寿命との間に強い負の相関があることが明らかにされている[3]。すなわち所得格差の大きな国は，平均寿命も短くなるわけである。日本国内の調査でも，県別のジニ係数と年齢調整死亡率（全死亡）との間に関連があることが報告されている[2]。つまり所得格差が大きい県では，死亡率が高いというものであった。

　単純に貧困と健康の間に関係があるというだけではなく，所得格差のある地域では健康状態が全般的に低くなることが指摘されているわけだが，これに対しては否定的な研究結果もあり，一貫した結果は得られていない。

■健康格差を解消するために

　健康格差や全体的な不健康を解消するためには，所得格差を解消すればよいと考えられるが，実際には解決困難な課題である。低所得者には医療費負担を軽減するなどの対策も考えられるが，健康教育を通じて個々の健康に対する理解を深め，健康課題を自ら解決する力をつけていくことも必要となる。

　アメリカ合衆国における国民の保健目標を示したヘルシー・ピープル2010では，性，人種・民族，収入・教育などの違いによって生じる健康格差の解消を目標としており，そのためには質の高い保健医療サービスへのアクセスを高めることが指摘されている。そして，ヘルシー・ピープル2020では「すべての人々にとって最高レベルの健康の達成」を目指すとしている。健康格差を解消するもう一つのアプローチがソーシャル・キャピタルを高めることである。ソーシャル・キャピタルは社会の絆や結束力をあらわす言葉であり，格差の大きい社会ではソーシャル・キャピタルが低いとされている。日本はほかの先進国に比べてソーシャル・キャピタルが高い国といわれており，その結果として高い健康水準を維持していると考えられる。

【文献】
1)　橘木俊詔『格差社会　何が問題なのか』岩波新書, 2006
2)　川上憲人ほか編『社会格差と健康　社会疫学からのアプローチ』東京大学出版会, 2006
3)　近藤克則『健康格差社会　何が心と健康を蝕むのか』医学書院, 2005
4)　イチロー・カワチ『命の格差は止められるか　ハーバード日本人教授の, 世界が注目する授業』小学館101新書, 2013
【URL】
Healthy People：https://health.gov/healthypeople

スティグマ
Stigma

....

[関連用語]：新型コロナウイルス感染症／精神疾患／こころのバリアフリー宣言

■恐怖が生む出すスティグマ

　新型コロナウイルス感染症（COVID-19）が世界中を席巻した2020年，人々からの感染者や医療関係者に対する偏見や差別が問題となった。このような問題の背景には「スティグマ」の存在が指摘されている。スティグマとはギリシア語で，犯罪者などに押された烙印，キリストの聖痕という意味をもつ。

　スティグマには社会的スティグマとセルフスティグマの2つのタイプがある。WHOなどによると，社会的スティグマとは「保健医療に関する社会的スティグマとは，ある特定の特徴をもつ個人や集団を，ある特定の病気と誤って関連付けることを指します。感染症流行時には，特定の人々が疾患と直感的に結びつけられることによって，レッテルを張られ，固定観念を持たれ，差別を受け，阻害され，その社会的地位が損なわれることになります」と説明されている[1]。それに対してセルフスティグマは患者自身がもつ偏見を指している。

　COVID-19のパンデミックにかかわって生じた社会的スティグマの理由として，次の3つが指摘されている[1]。

　1）新しい，未だ不明な点が多い疾患であるということ

　2）私たちはしばしば未知のものを恐れるということ

　3）その恐怖を「他者」と関連付けるのは容易であるということ

■精神疾患とスティグマ

　おそらくこれまでスティグマがもっとも大きく取り上げられてきたのは精神医療の領域であろう。精神疾患にかかわるスティグマは国内外で常に問題となってきた。精神疾患については，日本ではかつてさまざまな差別，偏見が社会に広がっていた。1960年代には統合失調症患者（当時は精神分裂病と呼ばれていた）が起こした事件に対して，当時の新聞は「異常者」という表現を用いていた。また1950〜1960年代の高等学校用保健体育科教科書には，統合失調症が犯罪につながりやすい，治ることがないという誤った表現が数多くみられた[2]。さらに優生保護法（現在の母体保護法）により不妊処置を行うことが必要という記載もみられた。

近年, 厚生労働省による「こころのバリアフリー宣言」(2004年)によって, 統合失調症を含む精神疾患への正しい理解を促す取組みが行われている。この「こころのバリアフリー宣言」には8つの柱があり, その一つが「自分で心のバリアを作らない」があり, 「先入観に基づくかたくなな態度をとらないで。精神疾患や精神障害者に対する誤解や偏見は, 古くからの慣習や風評, 不正確な事件報道や情報等により, 正しい知識が伝わっていないことから生じる単なる先入観です。誤解や偏見に基づく拒否的態度は, その人を深く傷つけ病状をも悪化させることさえあります。」と説明されている[3]。

■アンチスティグマのために

精神疾患以外にも, 過去にはハンセン病患者, エイズ患者(HIV 感染者), あるいは一部の遺伝性疾患患者に対するスティグマが存在し, また現在も存在しうることがしばしば問題となっている。前述の COVID-19 のもつスティグマへの対応として, WHO 等が以下のヒントを挙げている[1]。

1) 言葉を大切に: 新型コロナウイルス感染症について話す時にすべきこと, すべきでないこと

2) それぞれの役割を果たす: スティグマを追い払うためのシンプルなアイデア

3) コミュニケーションのヒントとメッセージ

この中では, 特定の言葉や言い回しが否定的な意味をもち, 差別的態度を助長すること, そして誤解や誤情報は対応活動を妨げるスティグマの原因となることを指摘し, 正しい情報を伝え, ネガティブなメッセージを避けることなどが提言されている。

【文献・URL】

1) IFRC・UNICEF・WHO, Social Stigma associated with COVID-19, 2020
   https://extranet.who.int/kobe_centre/sites/default/files/pdf/20200224_JA_Stigma_IFRC_UNICEF_WHO.pdf （非公式日本語版）

2) 中根允文・三根真理子「精神障害に係る Anti-stigma の研究」『日本社会精神医学会雑誌』22 (4), 452-473, 2013

3) 厚生労働省「心の健康問題の正しい理解のための普及啓発検討会報告書～精神疾患を正しく理解し, 新しい一歩を踏み出すために～」2004
   https://www.mhlw.go.jp/shingi/2008/04/dl/s0411-7i.pdf

行動経済学
（こうどうけいざいがく）

[関連用語]：ナッジ

■行動経済学とは

　行動経済学という用語は，最近ではテレビのCMでも使用されているように，身近な用語となってきた。また2017年のノーベル経済学賞を受賞したリチャード・セイラー教授（シカゴ大学）の受賞理由が行動経済学の発展に貢献したことであったことも，行動経済学の知名度を上げた理由の一つであろう。

　行動経済学がこれまでの経済理論と異なるのは，個人の合理的ではない考え方や行動を重視している点である。従来の経済理論では，個人や集団の合理的判断に基づいて説明してきたが，人は常に合理的に行動するとは限らない。満足度が高いことや楽なことは率先して行うが，面倒なことや嫌なことは後回しにするのが人間である。また人は特に意識しないで行動することもあり，それが重大な結果をもたらすことがある。

　例えば行動経済学の解説書でしばしば取り上げられるのが，アムステルダムのスキポール空港の男性トイレの事例である。小便器に一匹のハエの絵が描かれているが，これが周囲を飛沫で汚すことを防ぐのに大いに役立ったという話である。筆者も実際に見た経験があるが，本物のハエと見間違えるほどよく書かれており，誰もがそこを注目する。これが「ナッジ」である。

■ナッジの活用

　前述のセイラー教授の代表的な著書は『実践行動経済学』であるが，原題名は『ナッジ（Nudge）』である。このナッジとは，「軽くひじでつつく」という意味であるが，行動経済学での使い方はセイラー教授によると「選択を禁じることも，経済的なインセンティブを大きく変えることもなく，人々の行動を予測可能な形で変える選択アーキテクチャーのあらゆる要素」である[1]。前述したスキポール空港のトイレの例も，トイレを汚すなと指示しているわけではない。しかし結果として汚さないように人々を導いているわけである。

　ほかにも例を挙げると，豊中市では歩道の放置自転車を減らすために，歩道の上に立体的に見える花壇のトリックアートを描くという取組みを行っている（読売新聞2020年1月4日）。本物ではないものの，花壇があると自転車を放置しに

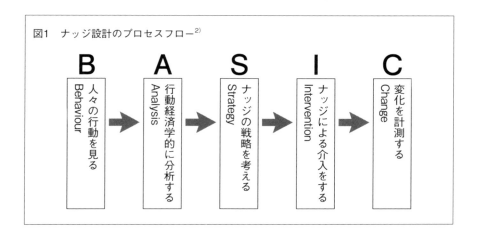

図1　ナッジ設計のプロセスフロー[2]

B 人々の行動を見る Behaviour

A 行動経済学的に分析する Analysis

S ナッジの戦略を考える Strategy

I ナッジによる介入をする Intervention

C 変化を計測する Change

くいという心理を利用した一つのナッジといえるであろう。ナッジをどのように用いるかについてはさまざまな考え方があるが，図1はOECDが示した設計フローである[2]。これは典型的なナッジの活用手順ということができるであろう。

　ナッジを健康教育に応用した例としては，カフェテリアで野菜の摂取を増やすために，最初にサラダを置くというナッジが知られている。これはカフェテリアでは人は最初に置いてある料理を多く取るということをうまく利用したものである。また臓器移植の意思表示をする人を増やすために，免許証や保険証の裏に意思表示カードを載せることも一種のナッジといえるであろう。

　しかし健康教育におけるナッジには短所もある。無意識に行動を選択する場合は，必ずしも本人が健康の保持増進を意識した行動ではないということである。そのためナッジを用いていない場面では適切な行動をとるとは限らない。それは健康のために行動選択していることを本人が認識していないためである。健康に関する正しい理解に基づき行動することをめざす健康教育の正攻法と比べると，ナッジの活用は変則的な方法といえるかもしれない。

【文献】
1)　R. セイラー，C. サンスティーン著，遠藤真美訳『実践行動経済学　健康，富，幸福への聡明な選択』日経 BP 社，2009
2)　大竹文雄『行動経済学の使い方』岩波新書，2019

【………健康教育的映画ガイド………】
逃れられない悲劇

『みえない雲』（2006年　ドイツ）

高校生のハンナ（パウラ・カレンベルグ）は，ドイツの緑豊かな小さな町シュリッツで青春を謳歌していた。時には先生にしかられることもあるが，友人のマイケたちと楽しい毎日を過ごしている。最近，転校生のエルマー（フランツ・ディンダ）が気になっている。もしかして恋？などと書くとまるで青春ラヴロマンスだが，実はとんでもない悲劇がハンナを襲うことになる。その悲劇を生む原因は原子力発電所で起きた事故であった。

　ハンナが学校でテストを受けている時，突然重大な災害発生を知らせるABC警報が鳴った。教師は最初訓練だと取りあわないが，エルマーは警報が訓練ではないと気づく。すぐに町中が大混乱に見舞われ，逃げ惑う人々が暴徒化していった。家に戻ったハンナは弟ウリーと母からの連絡を待つが，結果として逃げ遅れてしまう。駅に向かう途中で，ウリーは交通事故で命を落とす。強いショックを受けたハンナは見知らぬ家族に助けられて駅に到着し，そこでエルマーを発見するが，すぐに見失ってしまった。絶望したハンナは放射性物質を含む雨に打たれて，誰もいない町の中で崩れ落ちていった。

　原発事故を扱った映画といえば『チャイナ・シンドローム』を思い起こす人も多いのではないだろうか。TVキャスター（ジェーン・フォンダ）が原子力発電所を取材中，事故に遭遇するというストーリーであった。映画が公開された直後の1979年に，アメリカ合衆国ペンシルバニア州のスリーマイル島の原子力発電所で現実に事故が発生したこともあり，事件を予見していたかのような内容に当時は注目が集まった。しかし『みえない雲』では一度も原子力発電所は登場しない。それどころか，どのような事故であったかも明らかにされていない。ときどきラジオやテレビの放送が入るものの，ほとんどハンナとその周囲の人々を通して語られるのみである。それがかえって大惨事の恐怖をより強く伝える結果となっている。

　救出されて病院で気がついたハンナであったが，放射線に被曝した影響に苦しむことになる。体調を崩し，髪の毛も徐々に抜けていく。そこへエルマーが訪ねてくる。彼はハンナを探し続けていたのだ。一度は再会を喜んだ二人だったが，やがて今度はエルマーに悲劇が襲いかかる。

映画の後半は暗く静かに，短い場面展開が続く。明るく，希望に満ちた冒頭とはまるで違う映画のように。ハンナらの悲劇は本人の意思や努力とは関係なく起きたものである。彼女たちは単に運が悪かっただけなのだろうか。それとも彼女たちが助かる術があったのだろうか。

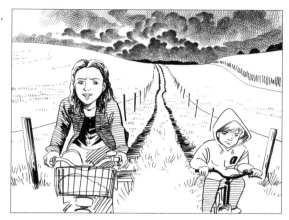

　実は，この映画の原作は1987年に書かれたという。チェルノブイリ原発事故の翌年である。映画では撮影当時の状況に置き換えているが（例えばユーロが使われていることがわかる場面がある），この映画のおかげで風化しつつあった原子力災害に対して，改めてドイツ国民の関心が高まったという話である。

　しかし日本では原発事故が現実のものとなってしまった。2011年の東北地方太平洋沖地震によって福島第一原子力発電所ではメルトダウンが発生し，水素爆発により施設が大破した。そして大量の放射性物質が大気中や海へ放出された。そのため周辺に住む多くの人々が避難を余儀なくされた。事故発生直後から，人々の健康への影響も危惧されている。

　原発事故のきっかけは自然災害であったが，それを想定した対策が不十分であったことは否定できない。「みえない雲」の警告は届かなかったのである。

　本作はドイツ映画ゆえに，キャストやスタッフも日本人にはあまりなじみのない顔ぶれである。ただし監督のグレゴリー・シュニッツラーは，『レボリューション6』（2002年）で80年代ドイツの過激な若者たちの15年後を描き，ジャーマン・スタイリッシュ・ムービーの代表作として日本でも注目を集めた。また原作者のグードルン・パウゼヴァングは，『みえない雲』と『最後の子どもたち』の2作によって，ドイツ児童文学賞とグスタフ・ハイネマン平和賞を受賞している。

『みえない雲』■原題: Die wolke　■監督: グレゴリー・シュニッツラー　■原作: グートルン・パウゼヴァング
■主な主演者: パウラ・カレンベルグ，フランツ・ディンダ

リスクトレードオフ
risk trade-off

[関連用語]：地球温暖化／リスクコミュニケーション

■リスク低減が別のリスクを生む

　自動車業界での話題はすっかり電気自動車（EV）となったが，少し前まで日本ではディーゼル車の排出ガス問題がしばしば取り上げられた。その理由は排出ガスに含まれる窒素酸化物（NOx）や浮遊粒子状物質（SPM）による環境への影響や健康被害を防ぐためである。日本において，ディーゼル車は都市部を中心に完全に悪役扱いされていたが，逆に欧州では，環境のためにはガソリン車よりもディーゼル車のほうが好まれていた。その理由は，二酸化炭素の排出がガソリン車よりもディーゼル車のほうが少ないためである。すなわち窒素酸化物よりも二酸化炭素を重大視しているのである。

　ディーゼル車はガソリン車と比較して，より多量の窒素酸化物を排出する。しかし温室効果ガスである二酸化炭素の排出は，ガソリン車のほうがディーゼル車よりも多い。このように，いっぽうのリスク（目標リスク）を下げようとすると別のリスク（代償リスク）が高まるという現象を**リスクトレードオフ**という。

■身のまわりのリスクトレードオフ

　リスクトレードオフは，私たちの日常生活の中にしばしば登場する。環境問題に関しては，上記の窒素酸化物と二酸化炭素以外にも，フロンと代替フロンの関係がやはりリスクトレードオフを生じさせている。冷蔵庫やクーラーの冷媒などに使用されていたフロン類は，地球を取り巻くオゾン層を破壊することから，その製造が禁止された。オゾン層は紫外線を吸収する役割を果たし，地上の動植物を保護している。紫外線は皮膚がんのような健康被害を発生させるため，オゾン層が破壊されることは人類にとって重大な問題である。

　そしてフロン類の代わりに登場したのが HCFC 類や HFC 類などの代替フロンであった。しかし代替フロンは二酸化炭素の100倍から1万倍もの温室効果をもっていた。つまり**地球温暖化**（p.134）という別のリスクを高めてしまったわけである。

　ほかにも身近なリスクトレードオフの例を挙げてみよう。健康診査で **X** 線検診を受けることは，結核などの疾病の早期発見に大いに役立ち，さらには早期治

療にもつながる。つまり健康リスクを下げる。しかし，放射線曝露を避けることはできないため，別の健康リスクが高まることになる。水道水を塩素処理することは細菌感染などのリスクを低下させるが，有害なトリハロメタンが発生してしまう。また一般的に薬剤の使用や予防接種は，副作用や副反応という問題を抱えており，これもリスクトレードオフの典型例といえるだろう。

■リスクトレードオフを正しく伝える

　私たちは自分や他者の健康リスクを減少させるために，「適切な」行動を選択する。しかしその行動には別の健康リスクをともなう場合が少なくなく，その情報を私たちが正確に把握しているとは限らない。健康情報にはリスクトレードオフが潜んでいることが多い。健康情報で示された情報のメリットの面だけを見て判断するのではなく，デメリットにも目を向けるようにすることが大切である。とくに，表にはっきりとはあらわれない隠れたリスクが問題である。

　健康教育に携わる者にとって，「適切な」行動にどのような隠れたリスクが存在するのか，そのリスクが人や環境にどの程度の影響をもたらすものなのかを明確に示すことは重要な仕事である。「リスクトレードオフの問題は，意思決定の基本問題である」[1]といわれる。個人や社会が意思決定するため，リスクに関する情報を正確に伝えることが基本である。

　リスクが存在する限り，どのような基準でどの行動を選択するかという意思決定を迫られる場面は少なくない。前述の予防接種を例にするならば，健康被害の確率を基準として，予防接種のもつ副反応のリスクはゼロではないことを理解した上で，感染症による健康被害のリスクがより大きいと判断して，予防接種を受けるという行動を選ぶことになる。

　このようにリスクコミュニケーション(p.208)を行う上で，リスクを伝える側も受け取る側も，常にリスクトレードオフの存在を意識しておくことは必要であろう。その上で望ましい意思決定を行うことが大切である。もちろん，リスクトレードオフ自体を根本的に解決するような科学や医療技術の進歩にも大いに期待したい。

【文献】
1) J.D. グラハム，J.B. ウィーナー編，菅原努監訳『リスク対リスク　環境と健康のリスクを減らすために』昭和堂，1998

リスクコミュニケーション
risk communication

[関連用語]：製造物責任法／PRTR法／MSDS／食品安全委員会

■日常生活の中のリスクコミュニケーション

　私たちが日々の生活の中でかかわっている食品，日用雑貨，交通機関などにはさまざまなリスク（危険）が潜んでいる。また高度な医療・科学技術にも少なからずリスクがあり，環境リスクは世界共通の重要な問題でもある。しかしながら，これらのリスクは私たちが実感すること，また測定することが困難である場合が多く，気づかないうちに，健康被害がもたらされている可能性もある。

　このような状況下では，危険についての情報伝達，すなわち**リスクコミュニケーション**がきわめて重要である。リスクコミュニケーションとは，経済協力開発機構（**OECD**）による定義では「利害関係者間で健康や環境のリスクに関する情報をある目的をもって交換すること」とされる（訳は環境省報告書より）。ある目的とは，大抵の場合リスクを低減することであり，それはまた人々の健康と環境を守ることである。

　リスクコミュニケーションが問題となる分野は非常に広いが，ここでは消費生活に限定してみよう。私たちが日頃買い求める製品に書かれている注意表示・警告表示は，典型的なリスクコミュニケーションである。使用上なんらかのリスクをともなう製品では，製造者や販売者にはリスクの内容とリスクの回避法を消費者に正しく，そしてわかりやすく伝える努力が求められる。**製造物責任法**（p.150）の施行以降，特にその傾向は強まった。

　しかしリスクは常に正確に伝達されるとは限らない。

　たばこを例にすると，たばこ会社は低タール・低ニコチンのたばこを「軽いたばこ」として宣伝し，あたかも健康リスクが低いような印象を抱かせている。しかし近年の調査では，軽いたばこであっても，必ずしも健康リスクが低くないことが明らかになっている。**WHO**（世界保健機関）も，たばこ会社が用いている有害物質の表示では有害物質量を正しく伝えていないとして，「ライト」や「マイルド」という銘柄を禁止するように勧告を行った。実際**EU**では，「ライト」や「低タール」などの表記を全面禁止とした。

　このようにリスクコミュニケーションの中には，正確さを欠く情報も含まれ

ていることを知っておくべきである。

■ PRTR 法の成立

制度化されたリスクコミュニケーションとしては PRTR 法がある。PRTR（Pollutant Release and Transfer Register）とは，環境汚染のおそれのある化学物質が，どこからどの程度排出されたか，あるいは事業者から移動したかを登録する制度である。登録された情報は公開され，どの化学物質が，どこからどのくらい排出されたかを監視することが可能になる。欧米諸国ではこのシステムは積極的に導入されているが，日本でも1999年に「特定化学物質の環境への排出量の把握等及び管理の改善の促進に関する法律」（PRTR 法）として成立し，2002年4月から第1回目の排出量などの届出が始まった。PRTR 法の中では，事業者は指定化学物質やそれを含む製品を移動する際，その相手に対して安全データシート（SDS）を渡すことが義務化されている。SDS には化学物質やその製品の成分や性質，さらには取り扱い方法などに関する情報が含まれる。PRTR 法は，私たちの日常生活と直接かかわることは少ないかもしれない。しかし多くの化学物質に囲まれている現代社会では，どこにどのような化学物質が存在しているかは，重要な問題である。ぜひ，関心をもちたい制度である。

■食の安全にかかわるリスクコミュニケーション

食品安全委員会の項（p.146）でも述べたが，リスクコミュニケーションは食の安全に関するリスク評価，リスク管理と並んで重要な取り組みとなっている。ただしここでのリスクコミュニケーションは，行政やメーカーから消費者へ一方的にリスクの情報を伝えるのではなく，関係者間で食品のリスクについての情報や意見を交換することと定義されている。リスクコミュニケーションがうまく機能するならば，生産者や販売者は安全にかかわる消費者のニーズを把握することができ，消費者は自分の希望にかなった食品を手に入れることが容易になる。

【URL】
環境省リスクコミュニケーション：http://www.env.go.jp/chemi/communication/9.html
環境省「PRTR インフォメーション広場」：http://www.env.go.jp/chemi/prtr/risk0.html
厚生労働省　リスクコミュニケーションとは：
https://www.mhlw.go.jp/stf/seisakunitsuite/bunya/kenkou_iryou/shokuhin/syokuchu/01_00001.html

その他のキーワード

レジリエンス

　レジリエンス(resilience)もしくはレジリエンシー(resiliency)とは,強いストレスに対する回復力をあらわす用語である。特に災害などを経験した際に,心の健康の回復という課題において研究が進められていたが,その後幅広い健康課題に対して応用されるようになった。虐待やいじめのような問題から,いわゆる危険行動など健康教育が扱う領域などでも,レジリエンスとの関係が論じられている。レジリエンスに関連が深い用語に,ハーディネスやアセッツがある。ハーディネスはストレスに対して耐性の高いパーソナリティを意味する。青少年期の発達に関係するポジティブな要因がアセッツである。環境要因を中心とした外的アセッツ(internal assets)と主に個人的要因である内的アセッツ(external assets)があり,両者を合わせて発達的アセッツ(developmental assets)や青少年アセッツと呼ばれる。アセッツと関連させてレジリエンスをとらえると,レジリエンスとは環境的脅威,ストレス,危険に直面した時のポジティブな青少年期の発達(youth development)を指し,単に逆境から立ち直る能力だけではなく,健康的な発達を遂げることのできる能力も意味している。

EBM

　EBM (Evidence-Based Medicine)は,関連した臨床試験の結果や,数多いデータを扱う疫学研究の成果など,科学的な根拠に基づいて医療の方針を決めようというものである。
　科学的根拠を求める時,二つ三つの研究論文を読むだけでは偏った知識になってしまう危険性があり,そのような時,メタ分析を用いた研究が役立つ場合がある。メタ分析とは,数多くの類似した研究結果から結論を導き出す研究方法であり,自分だけではなくほかの人の行った研究成果を利用することも可能である。もちろん,研究論文を数多く集めるだけではなく,その中から適切な方針を見出すことが求められる。
　しかし,いくら数多くの研究を調べて,それを根拠に治療方針を立てても,患者は人間である。患者の意図を十分に理解し,また治療方針を正しく伝えること(インフォームド・コンセント)が重要であることはいうまでもない。患者の QOL を無視するような EBM であってはならず,だからこそ EBM は医師だけの問題ではなく,患者となり得る私たち自身にも深く関係している。
　Evidence-Based ～の考え方を適用したものに,Evidence-Based Health Care や Evidence-Based Nursing などがある。前者はヘルスケア全般に拡大したものであり,特に集団に対する保健活動で用いられる。後者は看護場面で用いられる。
　当然のことながら,学校においても「根拠に基づく保健管理」や「根拠に基づく保健指導」が考えられるだろう。

さくいん

英字・数字

あ行

か行

［著者略歴］

渡邉正樹（わたなべ　まさき）

1957年千葉県生まれ。東京大学教育学部卒業。東京大学大学院教育学研究科修了。
教育学博士（東京大学）。
鳥取大学教育学部講師，兵庫教育大学助教授を経て，現在東京学芸大学教職
大学院教授。健康教育学，学校保健学担当。
日本学校保健学会理事，日本健康教育学会評議員，第11期中央教育審議会委員。

主著に，『学校安全と危機管理　三訂版』（大修館書店）など多数。

健康教育ナビゲーター　三訂版
©WATANABE Masaki, 2002, 2008, 2021

NDC374／viii, 214p／21cm

初版第1刷発行──────2002年10月1日
新版第1刷発行──────2008年6月15日
三訂版第1刷発行─────2021年6月1日

著　者─────渡邉正樹
発行者─────鈴木一行
発行所─────株式会社 大修館書店

〒113-8541 東京都文京区湯島2-1-1
電話 03-3868-2651（販売部）　03-3868-2299（編集部）
振替 00190-7-40504
［出版情報］https://www.taishukan.co.jp

装丁者─────mg-okada
イラスト────川口　透
印刷所─────広研印刷
製本所─────難波製本

ISBN978-4-469-26914-7　Printed in Japan
Ⓡ本書のコピー，スキャン，デジタル化等の無断複製は著作権法上での例外を除き禁
じられています。本書を代行業者等の第三者に依頼してスキャンやデジタル化するこ
とは，たとえ個人や家庭内での利用であっても著作権法上認められておりません。

森村 修〈著〉

愛猫の看取り、父親の認知症、先輩の孤独死、友人に教えられたアート作品——著者が関わる人々や環境がもたらした感慨によって深まる「ケア」の形而上学的問いは、フッサール・富士谷御杖・マラブーといった碩学の考察を引きながら刺激的に展開し、知的興奮を呼び起こさずにはいられない。 ◎四六判・290頁 定価2,420円（税込）

「ただそこにあること」こそケア

metaphysics of care

ケアの形而上学

【主要目次】
第1章 「暴力被害者」のケア——「生き延びる（survival）」ことの倫理
第2章 「生き延びる者」へのケア——長寿高齢社会の現実
第3章 〈社会的孤立者〉へのケア——「孤独死」社会における倫理
第4章 〈からだ〉と〈ことば〉のケア倫理
第5章 「生存の美学」としてのケア
　　　——〈ケア〉が〈アート〉に出会う〈場所〉

ケアの形而上学 森村修

大修館書店

お求めは書店または小社HPへ

大野 智●著

◎四六判・208頁
定価1,760円（税込）

その健康情報、本当に信じても大丈夫ですか？

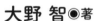

健康・医療に関わる賢い選択のために
知っておきたいコツ教えます

健康・医療情報の
見極め方・向き合い方

OHNO Satoshi 大野 智

「インフォデミック」時代
を生き抜く羅針盤

健康・医療情報の見極め方・向き合い方

健康・医療に関わる賢い選択のために知っておきたいコツ教えます

「病気にかかって治療を受けるべきかどうか」というちょっと深刻な場面や、「最近、テレビで話題の健康食品やダイエット法が気になる」といった身近な場面において、巷にあふれる玉石混交の情報のなかから「正確な情報」の見極め方や入手方法、情報を入手した後の意思決定のコツやポイントについてわかりやすく紹介。

【主要目次】身の回りにあふれる健康・医療情報　でも、信頼性は玉石混交!?／経験談、権威者の意見、動物実験の結果の読み解き方／人を対象とした研究であれば正確な情報なのか？／正確な情報を入手するためのコツやポイント／正確な情報を入手した後に考えなければならない重要なこと

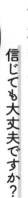

大修館書店

お求めは書店または小社HPへ。詳しい情報はこちら▶